砥砺腹针行

薄智云　著

全国百佳图书出版单位
中国中医药出版社
·北京·

图书在版编目（CIP）数据

砥砺腹针行 / 薄智云著 . —北京：中国中医药出版社，2021.8
ISBN 978-7-5132-6326-9

Ⅰ.①砥…　Ⅱ.①薄…　Ⅲ.①薄智云—生平事迹　②腹—针
刺疗法—经验—中国—现代　Ⅳ.① K826.2　② R245.32

中国版本图书馆 CIP 数据核字（2020）第 135499 号

中国中医药出版社出版

北京经济技术开发区科创十三街 31 号院二区 8 号楼
邮政编码　100176
传真　010-64405721
三河市同力彩印有限公司印刷
各地新华书店经销

开本 880×1230　1/32　印张 4.5　彩 0.25　字数 89 千字
2021 年 8 月第 1 版　2021 年 8 月第 1 次印刷
书号　ISBN 978-7-5132-6326-9

定价　39.00 元
网址　www.cptcm.com

服 务 热 线　010-64405720
购 书 热 线　010-89535836
维 权 打 假　010-64405753

微信服务号　zgzyycbs
微商城网址　https：//kdt.im/LldUGr
官 方 微 博　http：//e.weibo.com/cptcm
天猫旗舰店网址　https：//zgzyycbs.tmall.com

如有印装质量问题请与本社出版部联系（010-64405510）
版权专有　侵权必究

内容提要

    本书为腹针疗法创始人薄智云的学术回忆录。书中从薄智云幼时学医说起,讲到他如何在临床中总结经验,于偶然发现中探索到腹部经络的奇妙,进而深入研究,不断开拓,发展出了临床实用的腹针疗法。时间历经二三十载,学医经历包括临床与带徒、管理,学术交流包括学术会议、培训、出国访学,全景展现了薄智云丰富的学医经历和独特的学术视角,也涵盖了山西省乃至中国针灸学术发展的一部分历史人物和事件。本书可供中医院校师生尤其是针灸专业师生,以及相关医学研究人员阅读参考。

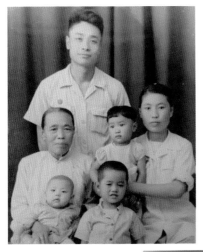

1954年夏，与外祖母、父母及弟、姐合影（前排左为薄智云）

1968年兄弟合影（中为薄智云）

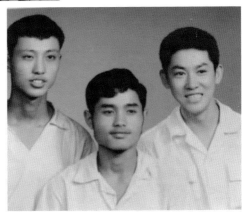

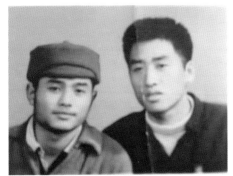

1968年与山西医学院同学李丰渊合影（左为薄智云）

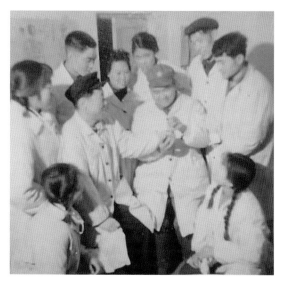

20世纪70年代，与当地军区医务人员在长治钢铁公司职工医院交流快速针刺（右一为薄智云）

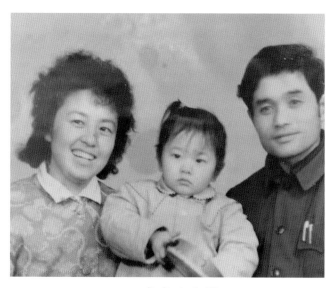

1979年家庭合影

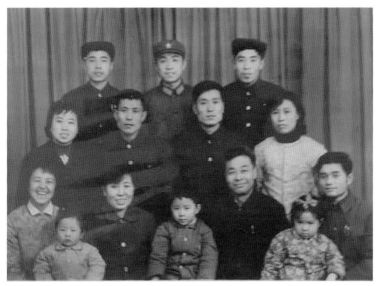

1979年全家福（右一为薄智云）

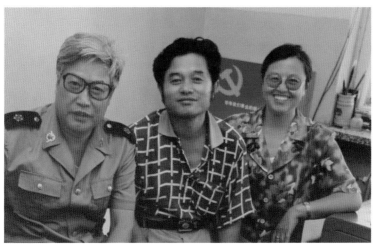

与兰州军区乌鲁木齐总医院李文荣主任合影（中为薄智云）

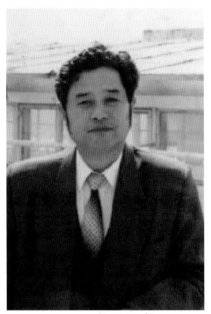

1995年于北京

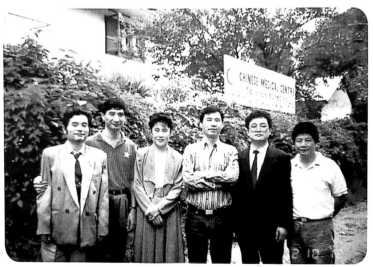

1992年出访斯里兰卡（左一为薄智云）

自序

　　腹针疗法是经过时间跨度长达二十年的研究发明的一种无痛针灸新疗法，在国内外推广二十多年经久不衰。而且，在这四十多年的研究与推广期间不断有新的研究成果问世，彰显着腹针疗法强大的生命力。

　　腹针疗法被国内外医学界普遍接受，绝非一种简单的巧合。腹针疗法给大家带来的是一种新的中医理论与思维模型，说明针灸学科也是一种与时俱进的知识体系，随着时代的变化而进行着不断的延伸。

　　《砥砺腹针行》以纪实的形式，告诉大家隐藏在腹针研究过程中的许多波折。本书以故事的方式倾诉过去的岁月，让大家在当时的中国文化历史背景下，了解一种针灸疗法的探索与研究过程。

　　文章以中医口述史的形式，原原本本地把大家带回到五六十年前，把发生在山西省针灸界与腹针相关联的故事展现出来，让大家在厚重的传统文化中品味腹针疗法的来龙去脉和那些鲜为人知的秘密。

　　作为中医的口述史，本书力争还原当年的历史事件，涉及的人与事，尽管年代久远，笔者也极尽所能地进行了大量的核实。让大家通过腹针疗法的研究了解近代与

1

现代针灸的一部分发展史，使人们通过针灸学科的发展，来真正地认识和了解针灸。

对于近代针灸与现代针灸的断代问题，笔者仅仅是根据针灸界发生的大事和当时针灸历史的进程进行大致的判断，说明针灸是一门古老的技术、年轻的学科，还有非常广阔的发展空间。巧合的是笔者也经历了这场变革，与大家共同度过了针灸走向世界与影响世界的岁月！

本书从人文生态、家学渊源、从医之路、腹针初探、耳针启迪、腹针发明、行走江湖、腹针传播八个方面进行了记忆性整理，在不违背史实的前提下，力争做到体现知识性、趣味性、科学性与真实性，使大家在玩味中医的过程中，走进腹针与中医文化。

腹针疗法发明人　薄智云
2021年2月于北京智云堂有容书屋

2

导言

偶入深山心好奇，探索一生不忍离。

山道崎岖多处宝，回首方知无人迹。

身居宝山荒无路，独辟蹊径慢挪移。

仰首再看身居半，欲探仙境爬上去！

对我而言，人生非常简单，像一件透明的衣衫，让人们对自己一目了然。一生中只办了一件事，从少年到老年。人到古稀之年，再邀当年的玩伴，已经越来越少了！因为他们都比我年长，许多已经八十开外。而我自己，整天沉浸在对腹针深入挖掘的游戏中。

"人生不过百年"，其实，一个人童年在父母的呵护下成长，然后与玩伴们度过学生的生活。再到参加工作成为社会人，承担起家庭和社会的责任。从大学毕业到退休的年龄，只有不到四十年的光阴。

而在这不到四十年的时间里，从工作上的幼稚走向成熟，然后成家立业。延续生命下一代的同时，把自己的精力耗散在家庭的柴、米、油、盐、酱、醋、茶上，使自己的小家过上基本稳定的生活，看着孩子慢慢长大，几乎耗尽二十多年的精力。把所剩无几的时间分一点给自己喜欢的事，留给工作的并没有太多时间。充其量也许只有二十年，我们已经应当考虑把担子交给下一代，安度晚年了。

对于中医和一些传统文化领域者或有例外，但人的精力非常有限。我认为：对于中医这个历久弥香的行业，生命的闪光点会在65岁到70岁之间，经过了几十年的积累，增加了许多丰富的临床经验。用自己的生命进行了许多人所未知的体验，是最佳的中医临床厚积薄发的时间段，因人而异也许会延续到75岁。

高龄的人已经精力不济，只能在原有经验与知识的基础上画延长线，真正指点江山、激扬文字的是年轻人。在当今信息时代，没有与时俱进的精神与足够的精力去不断地学习新知，宏观地驾驭一个学科实在很难。

每个人由于环境与条件的不同，都有自己的特殊经历，使自己成为世界上独一无二的存在。由于历史的原因，我走进中医，在风风雨雨中漂泊了五十多年。父母是人生的启蒙导师，家庭环境的影响远大于学校的教育。尤其在中国那个困难的时代，为了吃饱肚子，人们曾经都挣扎在生命线上。父亲靠着双手所掌握的中医技术，在大家羡慕的眼光下，使一个大家庭基本温饱地度过了艰难岁月。

父亲是榜样，潜移默化地影响着我对中医的向往，自己也希望能够"家有万贯，不如薄技在身"，尽量万事不求人，把中医作为自己未来谋生的手段。父亲为了后代能自食其力，成就了我们兄弟姐妹。当年流行的口头禅是："学会数理化，走遍天下都不怕！"兄弟姐妹们几乎每个人在读书的同时，都多多少少地学习了一些中医的技能。只是由于命运不同，大家分散到理、工、文等领域，唯有我自己继承了家学，在这个曾经并不被看好的行业中，自得其乐地度过了一生。

"三十年河西，三十年河东。"中医现在变成一个人人关心的行业是一种历史的抉择，如何用平衡的心态对这个行业进行客观的评价是一件重要的事。因为中医不仅承载着古代中国的智慧，而且还是几十万中医人的职业，谋生的手段。更重要的是，这个行业还关系着几十亿人的健康，所以应当理性发展，才能避免给行业带来不良的影响。医学便是医学，应当尊重自身的客观规律，使其价值最大化。很多年来中医的低迷，许多诱因可能并非学科的问题。

"术以载道"，在技术的背后还有学术体系的支撑，如果技术没有了，相关的学术体系也会消失得无影无踪。因为，理论指导实践，没有了针灸技术的实践，理论也便失去了存在的价值。

因此，许多名老中医是不可再生的资源，必须通过传承的方式，使他们的经验得到延续。在传承的同时应把中医的学术思想贯穿其中，使之作为一个系统的知识体系得到延伸。但好在，目前已经有很多人认识到了传承教育的重要性，正在逐步强化师承教育。"亡羊补牢"未为晚，抓住原生态中医最后的尾巴，进行一些抢救工作，形成了一些可喜的局面。这些可喜的局面，主要是观念的转变，而并不是培养出多少大师级的人才。因为，过去的很多大师已经与我们渐行渐远，承载着那个时代中国文化精神的一代人，基本已经尘埃落定，硕果仅存者凤毛麟角。

许多人在世时风光无限，但只要离开人们的视野，很快便会被淡忘，只能远望日渐凋零的背影，望洋兴叹！我们应当把这些前辈记录在每个中医人的心中，用针灸学科的发展史去铭记，而不是编所谓的神仙故事。

我有幸生活在山西省针灸名家辈出的时代，父亲是针药结合的名老中医，早在20世纪60年代初期便为太原市徒弟班的学生讲《伤寒论》。我在接受家学启蒙后，通过侍诊看到了许多名家精湛的针灸技术：尚古愚老先生的"同经相应取穴法"、祁季槐老先生的"刺血疗法"、师怀堂老先生的火针及"新九针疗法"、侯文元老先生的传统针灸，都达到了炉火纯青的地步，使我叹为观止。

其实，当时并不知道，这些大师级的人物，在近代中国针灸史上都是不可多得的人才，为近代针灸的发展贡献颇多，即使有些人影响没有出了娘子关，但也都是当年的临床高手。那时年轻的我常常是上午去医院针灸门诊偷艺，下午和晚上便去左邻右舍中义诊，在反复的学习与实践中，逐渐掌握各家的临床技巧。其中也得到了父亲的悉心指导，使自己的水平慢慢提高。

20世纪60年代，农村来的学生进入大学不易，他们希望学习一些知识和医学技术以对得起供养自己的父母。学校根据教学的需要，把各学科著名的教授请出来给大家授课。在师兄们的鼓励下，我参加了山西医学院68届三年的旁听，受到了完整的、高水平的西医院校教育。

1969年，我独立行医后，很快成为患者的义务医生，帮助大家祛疾疗伤。靠自己的热情与认真，解决了一些病痛，积攒了很好的口碑，拓展了自己的义诊空间，成为一批老同志的免费保健医。

1970年，我远离家乡，成为了长治钢铁公司职工医院的一名医生。当时在"一根针，一把草"的政策推动下，我被医院安排到"六二六"医疗组，运用自己的针灸技术开始了中医的职业生涯，不久便成为当地小有名气的医生。

十年教育断层，我跻身老医生的团队，带徒培养人才，使针灸室发展成为一个较完善的科室。医院为了减轻公费医疗的压力，各科室都和针灸科成为很好的合作伙伴，我也力所能及地帮助大家处理转诊的患者，同时也使针灸的适应证得到了拓展。

1972年，在临床带教过程中，我遇到一位严重的腰痛患者，在各种传统针灸无效的情况下，偶然用腹部的气海、关元穴治疗腰痛获得奇效，由此进入了对腹部穴位进行研究的领域。20世纪70年代，在安全稳妥的前提下，我力所能及地对腹部的穴位进行缓慢摸索。进入80年代，人们的思想逐步解放，学习新技术与进行新研究逐渐纳入轨道。经过积极的探索，历经20年的研究终得正果，1992年，我发明了腹针疗法，使一种新的无痛针灸方法出现在针灸学科中。

腹针研究的背后，不仅有自己辛苦的付出与父亲的栽培，还有医院许多科室主任朋友们的支持。难能可贵的是，还得到全国针灸界著名专家们的扶持。机缘巧合的是，我还参与和见证了现代针灸学科的发展与振兴。从前辈们的文字记述与口述史中可以看出，尽管针灸有两千多年的历史，但作为一门独立学科发展，历史并不是很长。民间散落的针灸界名家在全国虽然不少，但真正形成影响、得到大量传承的并不太多。

近百年来，中医历经沧桑，从战火纷飞的年月一直延续到中华人民共和国成立，百废待兴，到1956年全国四所中医学院成立，才开始了中医院校教育，两千多年的中医学重新开始作为一个医学的学科进入正规化的培训。院校教育的第一批人才于1962年毕业，而这批人成为中医领域的栋梁之才，也需要15年左右的临床实践培养周期，基本接近20世纪80年代了。针灸是中医教育的一个重要组成部分，上海中医学院于1960年启动了针灸学科的第一批院校教育。当时，仅仅是作为专科进行4年的培养，而且，仅招收一届，于1964年毕业后便停止了院校的针灸教育，对于一个学科而言，这样的人才培养关注度实在不高。

针灸技术的应用在许多大城市的医院都依托针灸室的构架存在，众多针灸界的前辈们使针灸技术得到了传承。但近代针灸学科著书立说者为数不多，澄江派的承淡安先生为针灸界的复兴留下了火种，影响较大。全国各地也有许多著名针灸家在不同的地区，开展与推动着针灸学科的发展，形成了百花齐放的局面。

　　事实上，近代针灸的发展也有海外对针灸技术的推动。如日本泽田健先生的《针灸真髓》，把日本的灸法介绍到中国；中谷义雄的《良导自律系统》，揭示了经穴低电阻、高电位的经穴生物电特性等。1956年，法国鲍尔·诺杰尔发明耳针的文章发表在德国的医学杂志上，于1959年由叶肖麟翻译，刊发在《上海医药杂志》，传播到中国，引起了耳针热，并诱发了人们对微针的探索热情，这些都推动了针灸学科的发展。

　　1972年，尼克松访华，对针灸麻醉的新闻报道引起了世界的轰动与国外对针灸的好奇，开始掀起西方学习针灸的热潮，推动了针灸学科的发展与经络研究。1979年，中国针灸学会成立，标志着现代针灸学科的建立。而真正的针灸学科大学教育起始于1982年，各大中医院校开始招收第一批大学针灸本科生，结束了针灸学科大学教育的空白。1987年，中医第一个世界性组织：世界针灸学会联合会成立，使现代针灸从大学教育、学术团体到组织构建进入成熟阶段。

　　在近代针灸的发展过程中，许多早期的西学中医生，于20世纪60年代前后和70年代参加了西学中的培训，成为针灸界科学研究与临床领域的专家，对推动学科的发展做出了非常重要的贡献。20世纪80年代中期，我参加了耳针界很多的学术交流活动，还有耳针的推广活动。当年耳针界的学组组长、北京针灸骨伤学院院长王岱教授，副组长南京医科大学陈巩荪教授、许瑞征教授，还有北京著名专家张世雄教授等，都是西学中的著名专家。

这些人对推动新中国早期的针灸研究做出了巨大的贡献。

经络实质的研究也是在20世纪80年代展开的,虽然没有取得突破性进展,但为后来的研究总结了许多宝贵的经验,使人们对经络的认识逐渐深刻,开始通过其他方式来观察经络现象的存在,用多维的角度分析经络的现象。尽管当时的条件与水平具有一定的局限性,但他们是近代针灸史上一批治学严谨的学者,也只有在那样的环境下,才涌现出大批的针灸成果,如头针、新九针、眼针、小针刀、生物全息等许多新的针灸疗法与新技术。

现代针灸学科的发展黄金时期,应当在20世纪80年代末与90年代初,经过十多年的学术研究,学科的发展在国内外医学界的热情推动下,产生了质的飞跃。针灸走向世界的条件越来越成熟,而且大学教育是培养人才的孵化器,尽管存在教学设计的问题,但从数量上满足了临床的基本需要。

中医院校教育对中医发展产生了重大贡献,因为先有数量才可能有质量,如果连针灸的队伍都建立不起来,未来的发展也只能是空谈。传统师承教育的优势是从临床起步,根据临床需要不断完善与构建自己的知识系统,具有成才快、临床适应性强等优点。但由于对人品的考察周期长,是一种文化与人文的延续,因此,传统师承教育具有大批复制难的缺点。而院校与师承两种方法的互补,则既满足临床的大量需求,又能培养出高端领军人物,使中医的发展延绵不绝。

任何一个老中医都有其各自独特的临床经验,这些丰富的经验都是中医不可多得的宝贵财富。综观几千年，值得从学术思想传承者门可罗雀，因此，更需要传承的是经验，以及与经验相关的知识体系。而且，许多经验与知识还具有一定的时限性，有些经验会随着疾病谱的变化，其使用价值逐渐丧失，但这些经验又是发展的桥梁，非常珍贵。我们不仅需要新疗法带来的解决疾病的技术，更需要传统针灸厚实的经验基础。

医学是一个知识不断更新的系统，中医也不例外。因此，熟练地掌握传统针灸技术，才能为开发新的疗法奠定基础。20世纪80年代中期，我频繁地参与全国耳针的学术活动，参与耳部信息诊断与耳针的推广，有幸结识了大批为针灸学科的发展做出贡献的专家，从他们身上学到了许多科学、严谨的治学精神。但任何人的研究结果都是为学科做出的一份贡献与事情的终结，而新的问题又带来了新的思考与探索，大家都不停地走在路上，为学科的尽善尽美而奋斗，因此，任何一门医学的发展都是不断挑战疾病的过程。

针灸学科是在近代针灸界前辈们的集体推动下发展、形成的一个逐渐完善的知识体系。但必须清醒地认识到，现代针灸学科的发展与构建时间并不很长，还有一些参与的亲历者仍然工作在临床上。唤醒大家的集体记忆，把不久之前发生的故事告诉大家，让大家知道现代针灸的发展史，让大家在了解真实的前提下理性思考学科存在的问题，用大家的智慧去构建针灸的明天，我觉得是非常重要的。

"江山代有英雄出，各领风骚十多年！"现代针灸界名家已经越来越老迈，看着一批老朋友们的身影日渐远去，还有一些老前辈已经被人们淡忘，我很想静下心来把自己所了解的针灸界的情况记录下来，希望能起到抛砖引玉的作用。作为个人，我接触的范围非常有限，因此，只能从腹针疗法研究作为切入点，让大家知道腹针疗法来龙去脉的同时，了解到几十年前的人与事，并以此感谢那些曾经给过我帮助的前辈与朋友们！对于过去的时光，我总是充满怀念，而本书的内容仅仅记述到1995年，姑且把这个回忆称为：砥砺腹针行！

人们生活在五彩缤纷的世界中，不同的时代给人们留下各自深刻的时代烙印。由于社会的不断变化与发展，中医人的关注点也有着极大的区别，随着社会意识形态的需求而不断变化，形成了许多的代沟。

世界上最古老的大学——意大利的博洛尼亚大学成立于1088年，其最老的学科便是法律与医学。这说明人类文明离不开社会秩序与生命健康，医学应当是不被任何时代变化干扰的自然科学。

也正是由于中医发现了许多生命的规律，才能传承千古而经久不衰。学习医学有自身的方法，而中医与西医由于文化的差异，思维模式也各不相同。近代对于知识的分类研究证明，西医属于明晰知识，可以通过化学或物理学的方法让人清晰可见；而中医则属于意会知识的范畴，具有整体的性质，必须通过实践体验才能掌握。但实践体验的方式会影响掌握的结果，从而形成了学习中医难的普遍现象，或许只有通过师承教育才能避免因领悟发生歧义而进入误区。

医学人才是一种宝塔型的人才结构，许多大学生就业后未必需要高深的理论与复杂的技术就可以基本满足临床简单疾病治疗的需要。随着经验的丰富，治疗疾病的难度增加，开始需要从经典中学习思路与方法。而到达一定的水平后，治疗的疑难病逐渐多起来，这时方感觉：书到用时方恨少，技术有限愁煞人。

师承教育可以分不同的层次和不同的类型。跟师学技，需要口传身授；跟师学法，需要矫正错误；跟师悟道，需要棒喝开悟。名师出高徒是在第三阶段，师傅可以给大家指点迷津，让人们少走弯路，可以使学生尽快成才，避免学术上的迷茫而达到更高水平。本书从腹针疗法的源头开始，把我几十年来研究、探索腹针的人生经历展示给大家，希望能对大家学习针灸、研究针灸有所帮助和借鉴。

目录

第一章　人文生态

现代社会是随着科技进步不断地发生变化。随着环境的改变，人的观念也在变化。尤其是近30多年来，中国社会逐步开放，慢慢地与世界的发展同步。相对而言，中国过去一段时间处于以农业为主体、以工业为补充的计划经济时代。

山西在计划经济时期被定位为能源重化工基地，从国家的全局战略出发，山西丰富的煤矿资源以及其他的矿物资源、电力源源不断地向全国输送，为全国的现代化建设做出了巨大的贡献，但山西却在全国全面发展的过程中，逐渐失去传统经济强省的优势，错过了经济发展的大好时机。

然而山西也有自身的优势，这里民风淳朴，传统文化积淀厚重，是中华文明的摇篮与历史上兵家必争之地。稳定的农耕社会，给人们带来一种优秀的地方文化。中华民族是一个庞大的组合体，每个地区都有不同的地方文化，大家生活在不同的年代与不同的文化板块，如果对当时的人文环境不了解，很容易发生错位思考。在此，首先让大家了解一下山西20世纪50年代前后的社会形态。

回首往事

山西自古有遗风，精打细算略抠门。
人们称谓九毛九，其家诚信是根本。

一方水土养一方人。山西人诚实守信，因此，才可能有兴盛400多年的晋商与票号。大家去平遥古城旅游时可以发现，中华人民共和国早期也是从山西寻找人才，最后建立起银行系统。山西厚重的传统文化与古朴的民风，造就了中国历史上许多的名人。勤俭持家，客气待人，成为一种地方文化延续至今。而中医也属于传统文化的范畴，山西更是名医辈出的地区。

我出生于太原市的一个中医家庭，父母的故里都在太原市的近郊。因此，在与共和国共同成长的同时，自己也不知不觉地受着地域文化与家庭环境的影响，成为一个诚实守信与善良的人。从事中医行业离不开爱心与善良，古训曰"医乃仁术，有德者居之"，所以，人品是行医最基本的条件，否则难成大器。在老一代先生们的感染与熏陶下，我成为了一名后来者。

"读万卷书，行万里路，历万端事"，是中国传统的治学方法。身体力行几十年，虽年近古稀，但我总记着自己是从太行山走出来的一名小小的中医，时时尽力而为，秉持中国文化的治学精神奋力拼搏，希望用传统师承教育的模式为中医的发展尽一点绵薄之力。

从事中医50年，相较许多老先生而言，时间还是显得略短了一些。由于我继承家学，在学习的过程中少走了许多弯路，做一个地方小名医的时间也不算短。从1971年开始带徒，至今也有49个年头。"教学互长"，在50多年的医学生涯中，一直以这种特殊身份贯穿始终的中医，在自己遇到的同道中为数着实不多。

难得的是，1972年，由于治疗腰椎病使用腹部穴位偶然获得奇效，使我深深地陷入对腹部经络的研究中不能自拔。每个人都会有自己的梦想，而我的梦想却是从少年到老年，在一条道上摸爬滚打不停歇。虽然平淡无奇，但一路走来，看到的却是与任何人都不一样的风景，与大家讲来，另有一种趣味。因为，人生是一种不同的体验，而我的体验也许是中医人中的另类吧。

自20世纪80年代开始游学，我已然行走医界30多年。从国内到国外，游走了中国的许多地区，也漂泊不定地周游了世界许多国家，在与中医界与西医界交流的过程中，不断丰富着自己的阅历，抱着一种探险精神去不断尝试。

艰苦岁月

> 不堪回首忆当年，风雨交加度日艰。
> 童心未泯人已大，成为郎中靠机缘。

与同代人相比，几十年后回忆，我可以算是幸运儿了，是与共和国一起成长的一代人。

母亲的家乡在太原市的近郊，汾河西岸，玉河北边，一个比较大的村庄——后北屯，离太原市的老城只有五华里。20世纪50年代初期，沿着迎泽大街向西，需要跨过汾河上的一座水泥桥，穿过一个小村前北屯，才能抵达后北屯。90年代末，为了让父母住得舒适一些，我在玉河北岸玉河小区买了一套面临着玉河的房子给父母安度晚年。后北屯已经由城中村变成太原比较繁华的地段，向南离太原最繁华的大街——迎泽大街也仅有一公里的路程。

沿着河边公路向东，大约一公里，跨过一条马路和一条水渠，在过去的河滩上，坐落着山西省博物馆，里面展示的文物令人震撼，可以把中华文明推演至距今约70万年前，比山顶洞人还要早。跨过博物馆东面的滨河西路继续向东，便是滨河公园，我曾经陪着老父亲早上来这里散步。然而遗憾的是，新的博物馆建成后，我很少有时间回家乡，更多时候是把有限的时间留给了父母与其他的长辈。

每年回乡，都在母亲的家乡走走，房前屋后到处都有童年的回忆。对这里更有一些怀旧的情怀，因为这里比父亲的家乡离太原市的老城更近，印象中自己的童年便是在这里度过。现在，村里的大庙在小区北面围墙的对面，只要走过不宽的马路便是大庙的庙门。当年的庙是村里供奉神灵和读书的地方，听母亲讲，她读小学便是在庙里启蒙。而幼年的印象中，大庙是在姥姥家正南边两三百米的地方，庙的北边有一个大的广场，是学校学生活动的地方。秋天收获季节，大家会把粮食放在广场晾晒。

记得我经常跑到小广场看大哥哥、大姐姐们出操，边走边唱：朱总司令毛委员……在当时的感觉中，朱总司令应当是很大的官，比毛委员还要大。

姥姥是清朝末年的人，是小脚老太太，甚至大舅母和大姨也都是小脚的老太太。当时的所见所闻都是在吃饭时，每个人拿个大海碗，蹲在不宽的马路两边，边吃饭边聊天得来的。一碗饭吃完了，基本吃饱肚子了，然后散场各办各的事。童年的记忆中，从我记事起，主要生活在姥姥家。妹妹比我小两岁，由母亲和父亲照顾，而我则是由姥姥带大的。差不多，我的童年生活留下的记忆是一幅20世纪50年代初期，太原近郊的农耕文化场景。

外祖父的小四合院在村庄的东头，两间北房、三间东房和几间南房。另外三间北房和西房是邻居家的产业。小院东南角是大门，西南角是厕所。南房比较简易，是放农具和舅舅养骡子的地方。院里有一颗枣树，每年都可以摘很多的大枣，成熟后晾干，或用酒炮制成为酒枣，逢年过节拿出来招待客人。当时的房子都是平房，秋天人们会把收获的粮食都摊放在屋顶，晒干后收回。记得当时家里有许多黑色的大缸，用于粮食的存储。

大舅舅家在旁边的一个小院。他比我年长四十多岁，记忆中，他是一位慈祥的老人。没有机会了解他青年时候的模样，因为记忆中他和小脚的大舅妈那时已经快50岁了。当时，60多岁的人经常会挂一个拐杖。外祖母

1957年七十大寿时，我由于上学没有回去，当时，全家已经是近六七十人的大家庭了。

农村善良的人们，世世代代居住在这块土地上，他们淳朴、诚实、友好、和谐，给我留下了深刻的印象。父亲经常利用周末时间来看望我，而只要他一来，便有许多人来到家里，请父亲开方把脉进行治疗。父亲总是非常热情地接待大家，然后，笑眯眯地把大家送走，吃完饭了把我抱一抱，很快便又返回太原市杏花岭的家。当时去杏花岭虽然只有十五华里，但路面不太好，骑自行车也要走很长的时间。

外祖父曾经背着我到田里干活，好像在河滩与村庄的西头，两边都有几亩薄田。我是在农村度过了自己的童年，幼年的玩伴都是左邻右舍的孩子，比自己大几岁。后来，农村成立了合作社，舅舅家里的几亩薄田、一匹骡子和其他一些劳动工具送到了合作社去。大约在1957年准备上学时，我回到了城里的家。

记得在1957年年中，有一天晚上，父亲计算好需要到粮店买的米面和其他杂粮的数量，早上上班前把我送到南肖墙街东南侧大院内的粮站去排队买粮。当时的我不到8岁，身材矮小，连交费的窗口都看不到，只能请后边的叔叔把自己抱起来，从窗口把写好的小条和钱递进去。买好粮食后，我会把所有的粮食口袋请人帮忙放在门外，等父亲下班后再用自行车带回家去。当时的社会治安是非常好的，非常稳定与和谐。

我在小学三年级时便学会了做饭，因为家里的弟弟妹妹都小，自己只有早些帮厨，才能使姥姥的家务活轻松一些。那时，要是有点时间，还会帮姥姥纳鞋底，把家中所有不能穿的、已经破旧不堪无法缝补的布条，都会用面糊粘起来晒在墙上，晾干后制作鞋底使用。

后来成立人民公社，大家都开始吃食堂。随后三年困难时期到了，学校也都吃食堂。老师饿得直不起腰，到最后一节课让大家趴在桌子上休息一会儿。只要下课的铃声一响，大家都拿着饭碗争先恐后地跑出去，赶到指定地点排队等着分饭。每个班都用一个小饭桶从食堂打回饭后，再用一个大勺分配给大家。印象中每餐都是汤中带菜，粮食少得可怜。

母亲的家乡在近郊，农村相对好些。那时姥爷已经去世，姥姥和我们住在一起。每天早上煮的玉米面粥中的小玉米饼是按数量分开的，每个人只能吃几块。每顿饭，姥姥都会用秤按每天的定量称好，然后才开始做饭，否则粮食很快便会吃完，大家都得饿肚。印象最深刻的是，我利用周日，和两个院内的同学结伴到汾河滩挖野菜。距离姥姥家不远，挖一些野菜后赶回家去为全家提供一顿美味的饱餐，已经是非常不容易的事情了！

当时正是我们这代人的发育期，由于营养不良，那个年代大多数人身体都比较瘦弱。三年困难时期，靠父亲的三根指头和几支银针，一家七口人度过了艰难的岁月，而且在当时还可以算中等水平的生活。1963年，我进入初中后，日子慢慢变得好起来，父亲给一毛钱，可以在街上的小摊买到一个猪蹄和一个火烧，吃饱饭后，继续读书自习。从饥饿中走过来，真希望自己通过读书考取大学，将来不会饿肚子。如何能吃饱肚子成为那时的人们思考最多的问题。

父亲教导我们："家有万贯，不如薄技在身。"在那个时代，给我们留下的印象非常深刻。家中几位弟兄在幼年都受到了中医的启蒙教育，然而遗憾的是，自己的几位弟弟最终都受时代教育影响，"学会数、理、化，走遍天下都不怕"，大学分别学习了理、工、文科，另谋高就，仅把中医作为业余爱好。只有我自己一人继承了家业，在中医领域中谋生。

青年历练

去岁匆匆豫别离，再聚均旧人事移。
儿时英茗依稀在，只是年乙近古稀。

人到老年总喜欢把陈年旧事像老影片一样对自己短暂的生命进行回放。利用春节假期，回乡与同学聚首，也只有大家在一起，才能忆起那些模糊的难忘的岁月。和中学一个班的同学相聚，已经是在五十年后，"老三届"是当年对我们这一代人的专用称谓。

父亲是一位读书人，1942年毕业于北京通讯学院，后在太原电信局谋生，业余时间继承家学为邻里治病。1955年调山西省邮电医院中医科任中医师和主任。老父亲在1960年前后便在太原中医学会组织的讲座中担任《伤寒论》的主讲教师。1961年在太原中医学徒班又承担《伤寒论》的讲授任务，可见他在当时山西省会太原是颇有一定知名度的。

1962年，精简机构，每个单位都有压缩的指标，当时父亲的一位徒弟在缩编范围之内，担心自己没有能力养活自己。父亲是科主任，为年轻同志着想，便申请退职，离开了工作十多年的单位，做了一位太原的个体开业中医师。"家中常有患者愈，疑难杂症不知愁！"在艰难困苦的自然灾害年代，大家的日子过得都很艰难。而且，许多有工作的人可以公费医疗，只有在医院治疗有困难的疑难病患者才可能去个体门诊求诊。20世纪60年代初期，个体门诊也只能通过患者的口碑，口口相传去扩大知名度。

当年老父亲治疗癌症、风湿性心脏病、支气管哮喘等多种疑难杂症都有很好的疗效，对中学时期的我有极深的影响，使我逐渐喜欢上中医，当时只是因为它可以给自己带来温饱的生活。其实，在当年能过上温饱的生活并不是一件容易的事。中医可以靠自己的技术谋生，因此是一门非常不错的职业。业余时间学习中医成为我的习惯，但最初的学习，除了按要求熟读经典外，其实对中医一无所知，完全靠自己的感觉，从最简单的技能做起，进行一些辅助工作，参与其中，产生一种成就感。从我的切身体会中感觉到：中医的师承和家传与长辈的阅历和水平相关。名师出高徒，绝非虚言。

父亲不仅是一位学验俱丰的中医，还是一位治学严谨的老师。父亲给学生上课前不仅要认真备课，而且还会在家中先给母亲和我试讲，听过母亲的建议后才给学生上课。父亲严谨的治学精神，使我潜移默化地受益终生。每次向父亲求教，他总是用寥寥数语便可以把问题讲通透，真的是我学习的榜样！

祁季槐老先生在20世纪50年代出版的一本小册子——《刺血疗法》给了我很大帮助。三商放血治感冒、商阳放血治疗咽喉肿痛、齿交线的结节放血治疗急性腰痛等，这些简单的疗法，当时是我的最爱，因为这些方法总是屡试不爽，每次都能解决一些问题。当时，在旧的钢笔筒里装几根银针，一根三棱针，用一个小瓶装点儿酒精棉球，这便是我全部的行医工具了。60年代，每年春种秋收，中学生都会被安排去太原市郊区的农村参加劳动。由于我可以用针灸和放血的方法为大家治疗一些常见病，所以有时大家都去干体力活，我则经常被安排去食堂帮厨。除了同学，还包括老乡，大家有个伤风感冒、头痛脑热等小病，我可以帮助大家简单治疗一下，也很有自豪感。

后来，有位同学得了感冒，引起过敏性鼻炎，请我来开方，偶然巧合，居然治愈，那个处方也被同学保留使用多年。另有一位同学少白头，也是我在无意中用简单的处方治愈。谈起往事，大家都分外开心，对我而言，这段经历却是走进中医的起点。在大家都在玩耍的年龄，我开始了点滴的经验累积，信心慢慢地增强起来！

略谈家风

三岁看大七岁看老，勉励家教意颇早。
身教胜言深入骨，儿孙深善最为好！

幼年期的求知，慢慢被遗忘，而略微高一两个年级的女生抱着孩子上学的情景却印象深刻。记得外祖母当时也曾拿一个小本子参加扫盲班学写字。在1955年前后，外祖母已经快70岁了，1976年老人家离世时已经是89岁高龄。而我的三位舅父中，两位也都高寿，如果健在，也都在百岁以上，他们也有些文化，在那一代人中，也可以算得上是见过一些世面的人。对于山西的近代史，他们把清朝末年到抗战时期的山西历史讲得非常清楚，因为他们都是亲历者，尤其对于自己的后代，没有必要夸张。我自己对山西的了解基本是本于老人们的口述史。

他们生活的年代与阅历，将许多生动的山西地方史故事变成童年的回忆，与几十年后，尤其在近年看到的史料，具有相当的一致性。我同学的家长，新中国成立后在山西省参事室任参事，山西文史资料中，部分内容出自他的笔下。20世纪六七十年代曾经和另一位同学去拜访他，老人家对于抗战时期的山西省各场战争都如数家珍，对于许多人的情况都了如指掌，老人的记忆让我们感觉非常震撼。

生活是立体的，父母是我们人生的第一位导师。在多子多福的传统文化精神影响下的20世纪五六十年代，众多的亲戚关系也在潜移默化地对我们的世界观产生深刻的影响。经常在逢年过节时，听长辈们谈起发生在山西的奇闻轶事，慢慢印上了地方文化的深刻烙印。而地方文化的形成是一种历史的积淀，与各地区历史上的经济水平相关。

家教被人们重视，与几百年来邻里之间和睦相处的农耕文明相关。提起身边的任何一个人，老人们都会如数家珍地从他的爷爷奶奶或更老的一辈谈起。而对于进入"票号""钱庄"的学徒查三代成为行规，也是非常容易的事。任何一个人的行为不端，都会影响几代人在家乡的口碑，祸及子孙，哪怕是很小的偷窃，也为人们所不齿。所以，山西民风的淳朴是历史悠久的，多年后返回山西长治，仍然深有感触！

与经济相应，山西省也是传统文化积淀厚重的文化大省。在新加坡讲学时曾看到一个旅行社介绍山西的广告词："从北到南八百里，阅遍五千年中华文化！"当时感觉总结精辟，仔细想想的确是事实。黄河是中华民族的摇篮，流经山西与陕西之间，又转于河南与山西之间，所以山西是中华文明的发祥地之一，炎帝与尧帝都出生于山西。中医界也是如此，影响深远的著名专家代有延续，使得文明与文化遗产得到延续和继承。

离我家不到七八公里的玉河北岸有一个小村庄，这里曾住着一位中国历史上的文化奇人——傅山先生。直至2015年的春节后，我才有机会前去拜谒这位在中国历史上赫赫有名的大师的故居——傅山文化园。傅山的狂草，前无古人，后无来者；傅山的中医，创妇科之先河；傅山的人品，清雅高洁，堪称千古一代贤士。

近代史上的名老中医是非常有影响的群体：如李翰卿、韩玉辉、白清佐、周潜川、刘邵武等，使岐黄的血脉得到了延续。针灸界有祁季槐、尚古愚、师怀堂、谢锡亮、焦顺发等影响巨大的前辈。一批批名医，推动了山西中医事业的发展！

父亲在中医方面经验丰富，成为一个大家族的保健医，父亲严谨治学的精神与永远面带微笑地从容应对每一位患者的音容笑貌，深深地刻在我的脑海中，成为我学习的榜样。性格的形成，比知识的积累早。从小受家庭与环境的影响，使我在几十年的医学生涯中，始终保持一种开放的心态，应对着无数的疑难病患者！

[附录：傅青主女科序]

序

青主先生于明季时，以诸生伏阙上书，讼袁临侯冤事，寻得白，当时义声动天下。《马文甫义士传》比之裴瑜、魏邵。国变后，隐居崛嵧山中，四方仰望丰采。己未鸿词之荐，先生坚卧不赴，有司敦促就道，先生卒守介节。圣祖仁皇帝鉴其诚，降旨：傅山文学素著，念其年迈，从优加衔，以示恩荣。遂授内阁中书，听其回籍。盖其高尚之志，已久为圣天子所心重矣。而世之称者，乃盛传其字学与医术，不已细哉！字为六艺之一，先生固尝究心。若医者，先生所以晦迹而逃名者也，而名即随之，抑可奇矣。且夫医亦何可易言。自后汉张仲景创立方书以来，凡二千年，专门名家，罕有穷其奥者。先生以余事及之，遂通乎神。余读《兼济堂文集》并《觚剩》诸书，记先生轶事：其诊疾也微而藏，其用方也奇而法，有非东垣、丹溪诸人所能及者。昔人称张仲景有神思而乏高韵，故以方术名。先生既擅高韵，又饶精思，贤者不可测如是耶！向闻先生有手著《女科》并《产后》书二册，未之见也。近得抄本于友人处。乙酉，适世兄王奎章来省试，具道李子缉中贤。至丙戌冬，果寄资，命付剞劂，甚盛德事也。故乐为序而行之，并述先生生平大节，及圣朝广大之典，不禁为之掩卷而三叹也。

道光丁亥夏五月　丹崖张凤翔题

序

执成方而治病，古今之大患也。昔人云：用古方治今病，如拆旧屋盖新房，不经大匠之手经营，如何得宜。诚哉是言。昔张仲景先生作《伤寒论》，立一百一十三方，言后世必有执其方以误人者。甚矣，成方之不可执也。然则今之《女科》一书，何为而刻乎？此书为傅青主征君手著，其居心与仲景同，而立方与仲景异，何言之？仲景《伤寒论》杂症也，有五运六气之殊，有中表传里之异；或太阳、太阴不一其禀，或内伤、外感不一

14

其原，或阳极似阴、阴极似阳不一其状。非精心辨症，因病制方，断不能易危就安，应手即愈。此书则不然，其方专为女科而设，其症则为妇女所同。带下血崩，调经种子，以及胎前、产后，人虽有虚实、寒热之分，而方则极平易、精详之至，故用之当时而效，传之后世而无不效，非若伤寒杂病，必待临症详审，化裁通变，始无贻误也。尝慨后世方书汗牛充栋，然或偏攻偏补，专于一家。主热主寒，坚执谬论。炫一己之才华，失古人之精奥。仲景而后，求其贯彻《灵》《素》，能收十全之效者，不数数觏。读征君此书，谈症不落古人窠臼，制方不失古人准绳，用药纯和，无一峻品，辨证详明，一目了然。病重者，十剂奏功；病浅者，数服立愈。较仲景之《伤寒论》，方虽不同，而济世之功则一也。此书晋省抄本甚伙，然多秘而不传，间有减去药味、错乱分量者，彼此参证，多不相符。兹不揣冒昧，详校而重刊之。窃愿家置一编，遇症翻检，照方煎服，必能立起沉疴，并登寿域，或亦济人利世之一端也夫。

　　道光十一年新正上元同里后学祁尔诚谨序

第二章　家学渊源

中医是一种特殊的文化形态与自然科学，在中医领域中，师承教育是成才的捷径。家传也是师承教育中的一种类型，而且，家传跟师没有时间的约定，可以贯穿一生，长辈在任何时候都可以为后学者指点迷津。但家传与长辈的学术造诣有极大的关联。父亲一生淡泊名利，于2015年1月以九十岁的高龄绝尘而去。兹把对父亲的怀念简要陈述如下，基本可以展现老一代中医人对中医的特殊情怀。

父亲的影响

含辛茹苦九十奇，看破红尘享天伦。
笑面人生独行早，三指轻轻心中悬！

追思——我们的父亲，腹针疗法奠基人。对于我而言，父亲不仅给予我生命，也是我中医的启蒙导师与中医思维的引路人。而且，在每一个前进的岔道口，都会为我指点迷津，使我顺利抵达目的地。

父亲是儿女心中的伟人！靠自身的努力，创造了不朽！只是生不逢时，无法彰显。他把自己的伟大理想寄托到后代身上，成为儿女事业的奠基人。

父亲是一位智者！在纷繁的人世中独善其身，历经战乱的年代，又经无数的灾乱，却从来没有违背良心责备过任何人。父亲是慈善的人，对任何人都无私地赠予微笑，使每一位与他接触过的患者和客人都感觉到温暖！

"万事不求人"是父亲奉行的人生原则。

"待人以诚，言无诳语"是父亲终身秉承的处世态度。

我们能体会到，"假话全不讲，真话不全讲"，已经是不容易的事。而一辈子不说假话，我的父亲做到了，因为我的父亲是个淡泊名利、与世无争、诚实守信与耿直善良的人！老父亲在儿女心中，是一位慈祥的老人。同时，父亲还是我们心中的一代名医！他在20世纪60年代初期投身师承教育，为山西培养了许多中医界的名家！

父亲对于我们而言，是一本厚厚的永远读不完的书，他的经历清晰可见，像一张白纸让人一目了然，但思想却非常深邃，见不到底，在慈祥的目光后面有多少问题在思考？！没有任何人说得清楚，因为一生中除读书看病外，他没有任何的嗜好。

父亲的家乡在太原的郊区，他从小在太原读书，1942年毕业于北京邮电学院，后来一直在太原电话局从事技术工作。中华人民共和国成立后，由于知识分子缺乏，他被调到山西省邮电学校中专任教，教电信方面的课程，同时为乡亲们义诊治疗疾病。1955年，他申请调入山西省邮电医院做中医师，并任中医科主任。

母亲与父亲于1948年成家，当时除工作外，父亲业余时间都在读中医的典籍，并到山西省几位名医开诊的地方去跟着老先生们侍诊。有时也为亲戚们开方把脉，其实是在家学的基础上，进行中医的学习与经验积累。1962年，父亲成为一名个体开业中医师，靠着口碑和不错的收入，使一个七口之家外带祖父、祖母基本温饱地度过了灾年。

父亲回故乡度假时，由于祖母的房间较小，便住在村里姨奶家。父亲学医，看到老姨夫家中有许多线装古版医书，就借阅去并很有兴趣地看了起来。老姨父曾对我讲："孩子，看你喜欢读书的样子，真像你父亲当年，他小时候也是在我这里读书，后来教他一些治病的方法。你爸脑袋很灵，学习得很快，现在也是很好的医生了。"姨奶、老姨父和父亲的感情很好。

20世纪50年代末，父亲便在太原市中医学会组织的学术活动上讲《伤寒论》，其后于1961年又为太原市徒弟班讲授《伤寒论》，是当年在太原有一定影响的名医。父亲与世无争，针药结合，勇于面对疑难病的挑战，不断尝试新的治疗方法与手段。早年便阅读西医关于癌症的专著《癌的播散》，因此，那时便开始对食管癌、贲门癌、子宫癌的中医治疗，且有不错的疗效。

很快，以父亲为主的四位老先生成立中医诊所，父亲任所长。公社卫生院的上级领导希望父亲把卫生院带起来，所以把父亲请到公社卫生院当院长。60岁时，父亲又被调到太原市北城区中医院住院部担任主任，一直到65岁，父亲才开始自己的半退休生活。

20世纪70年代初期，师怀堂老先生等一批山西省名老中医组织成立七二一新医大学，又邀请父亲去讲《伤寒论》与《方剂学》。70岁之后，父亲淡出工作，每天读书与思考，把精力放在中医、哲学与宗教的研究上，完全是一种兴趣，没有任何功利，在平静的生活中，书写了他的精彩人生！

母亲的调教

老父天堂去远行，笑貌依旧留亲眷。
住市与父神常伴，忆及往事泪涟涟。

"门里出生，自学三分"，是对传统文化行业的精辟总结，只有亲临身受，才能体会深刻。"药补不如食补，食补不如练武。"中国文化对生命的认知非常有内涵，可惜当人们明白其中的道理时常已太晚，时不再来，享受生活的机会都没有了！

20世纪50年代，母亲因营养不良，又在工作的同时操劳儿女们的起居，过度疲劳，身体病弱。父亲除用中医进行调理外，还建议母亲练习太极拳。1957年，我和5岁的妹妹同母亲一起加入练武的行列，每天早上六点之前出门，到离家不远的太原市杏花岭体育场锻炼。母亲带着妹妹练习太极拳，我自己参加少年业余武术班的训练。三年过去，母亲的身体好了，山西第一工人疗养院领导还安排母亲到体疗室工作，教疗养人员早上练太极拳、上下午练气功，进行慢性病的调理。

母亲没有时间带领我们，我的生活方式改变，不去练武了，但身体却明显强壮起来，很少生病，且为自己后来从事中医针灸与推拿打下了很好的基础。比如，做推拿手法时，我的爆发力很好，能够根据临床的需要在短距离发力，使患者局部的韧带得到松解，肌肉拉伤或痉挛得到放松，对于后来针灸手法的训练也有很大的帮助。

母亲曾在山西省职工运动会上获得过女子太极拳亚军、棍术第三名，良好的体质也为她于20世纪60年代末期转入中医骨科打下了基础，她掌握临床手法很快，成为太原五一路中医骨科医院的名医。气功和太极拳对中医的骨伤科手法确实是有一定帮助的！母亲的太极拳是由山西省著名的武术家李贵长老先生传授，母亲终身坚持锻炼，到89岁高龄仍然康健。

打好基础！听起来很空泛，但要想干得长远，就必须要做到！中医的许多手法暂时无法用电脑替代，通过手法，不仅可以凭手下的感觉对疾病进行探查，而且也可以诊断与治疗许多病。我的基本功是母亲当年培养的，由于她没有太多的时间，所以只是把一个简单的套路——"憨铁匠打锤"教给了我，其方法简单易学，不受场地限制。在此基础上，我又跟着母亲学会了一些骨科复位的手法，使自己的临床水平得到了提升。近些年来我做的腹疗手法研究也得益于母亲当年的传授，只是在腹针理论的指导下进行了升华。

环境熏陶

心平气和做学问，笑面人生看天下。
点拨几多好弟子，不忌虚名求长生！

现代中医教育，被国内老中医普遍批评，认为"不学中医爱中医，学了中医骂中医！培养了一批中医事业的掘墓人"。而我恰巧属于家传与师承教育这种传统中医教育的受益者。

父亲学验俱丰，受环境的影响，我往往在不知不觉中已经受到熏陶。父亲对我的启蒙教育比较早，但却完全是无意识的。由于我练过几年武术，尽管个头比较矮小，但在和同龄人玩耍的过程中打过两次架，把对方打得脸青鼻肿，被人家找上门来，父亲责骂了我一顿。为了让我充分利用业余时间，不要和孩子们打架，父亲要我在完成作业后必须背一些中医经典，当时偶然的惩罚却使我有了比较扎实的基本功。

20世纪60年代初期，父亲个体诊所开业，在家中坐诊，因此我有了更多的机会学习他老人家看病。父亲看病时总是面带微笑地把脉，微笑中充满自信，把脉后只是寥寥数语，便把病情讲得透彻，使患者很快产生信任感；有时也会简单地提出关键的问题，在四诊中作为补充，告知患者治疗的方略与大致的治疗周期。

父亲的处方多是一剂，且介绍患者到"大仁堂"或

"乐仁堂"等传统老字号抓药，并且对患者说明煎药方法与服用方法。治疗过程在微笑中完成，给患者留下亲切感！偶有新患者希望能多开两剂，父亲总是微笑着问："明天中午您想吃什么呢？"患者答："可能明天上午才知道！"好了，"明天吃完药后，症状会有变化的。吃完后把脉好吗？！"在轻松的问答中便完成了开心的交流。不知不觉中，无数的患者恢复了健康。靠着患者之间口口相传，找父亲诊治的患者越来越多！在我童年与少年的记忆中，父亲只是在治疗癌症或心脏病时，才给患者开三剂药，一般病人都以一剂为主，说明中医治疗只要对证，很快便能见效。

"不能以不变应万变，病情变，处方必须跟着变。"父亲的教诲是不会错的，因为他希望自己的儿子能够更出色！水平可能有限，但我的方向已经明确，认真观察病人的症状，像剥洋葱一样耐心地慢慢破解谜题。懂得了父亲的教诲，我幼年的心灵便掌握了打开疑难病的钥匙，只是需要时间成长！几十年后回忆，在父亲身边侍诊真的是一种享受。

淡泊明志

古往今来人生梦，不知何时有人读。
几多帝王拥天下，唯有英雄隔代传。

父亲60多年的行医历程像一幅幅动态的画面，在我眼前缓慢地闪过。老人带着微笑走完睿智、豁达的一生，坦然面对着曾经给他带来伤害而又被他宽容的年月，义无反顾地默默支持中医事业的发展，淡泊名利！

身教胜于言教，几十年来父亲几乎所有能利用的时间都在读书，一心不作二用。也许有人从他眼皮底下跑过去他也未必知道，因为，他的学习太投入，有时问他几次他才慢慢反应过来，才知道有人在和他讲话。于是，读书成为家里所有孩子的习惯，不管喜欢什么，只要读书便好，至于读什么，完全看个人的兴趣。本着"开卷有益"的原则，我们兄弟几人读书范围都非常宽泛，除学校学习的内容外，每个人都有不同的兴趣点。

"有理不在声高"，父亲讲话时从来不需要"大呼小叫"，总是带着微笑娓娓而谈，把他的想法说清楚。即使几个小弟从国外归来，父亲也只是微笑着说几句关心的话，然后继续读书，他的习惯很少有人去打断。

老父亲65岁从区中医院住院部主任岗位退休后出专家门诊，65岁开始和母亲跟着电视学英语，一学便是10多年，达到可以不用借助字典读《圣经》的水平。虽然我每天都会有半天的时间读书，但由于自己漂泊不定，所以把自己读过的许多中外哲学的典籍都送回了家乡，父亲对这些书都很喜欢。此外父亲还研读不同英文版本的《圣经》，把书中从希伯来文翻译成英语过程中可能错误的地方做出标记，并写出他自己的读书笔记，这种习惯坚持到老人家生命的最后日子。

第三章　从医之路

　　中医是一种具有人文情怀的特殊行业，对中医的认知"仁者见仁，智者见智"。因为，西医的产业链构建得比较好，科普教育非常普及，制药企业可以产生庞大的利润，在宣传产品的过程中使西医的一些基本知识家喻户晓。而中医的价值体系没有得到完整构建，很多时候更注重通过患者的口碑进行传播。中医师的水平参差不齐，也使人们对这个行业感觉比较神秘。对于强调基本功的针灸学科来说，练习童子功者具有较好的底子，有更多的成才机会。很幸运我自己走进了这个行业。

产生兴趣

　　如今回首儿时情，尤具老干生意添，
　　身边岁月添心事，永生难忘到今天。

　　少年的叛逆心理，有时是一种发育阶段的心理反应，而这些逆反与早期的启蒙教育相关。现在，我六七岁的小外孙也有自己的主张，经常不顺从家长的教导，还总是能讲出自己的道理来。这说明，把自己的思想装进别人的脑袋里并不是一件容易的事。

　　我们这一代受传统教育较深，因为在未成年时，更多的是受传统文化的影响。记得读《水浒》是在小学三年级，其后《三国演义》《西游记》《东周列国志》《三侠五义》等也都在小学期间读完了。

在中学时读郭沫若的《红波曲》，书的扉页上有：巧者劳而智者忧，无能者无所求！——随波逐流！这算是一种对社会的深刻认识吧。

那时对俄罗斯许多著名作家的作品也比较全面地进行了阅读，大托尔斯泰、小托尔斯泰的著作，高尔基的著作，尤其对高尔基《阿尔达莫诺夫家的事业》中"机器虽是死物，没油它也不转"折射出来的哲理印象深刻。我认为：无论是物质还是精神的鼓励，都是不可或缺的，钱其实只是一种润滑剂。

让我更崇拜与受影响的是：那些在旧时代留下来的许多老学究与从大学到中学教书的老师们。他们丰富的学识与娓娓道来的宽博阅历，使我从心里感到佩服，被他们的师道尊严与为人师表的文化精神感染。慢慢地，形成了少年时期比较纯洁但未必完全正确的、独立的是非观、善恶观与价值观，因为，他们的教诲是与自己的长辈相同的！所以我也产生了一种学习的冲动，认为中医可以靠自己的能力安身立命，而且会被人们尊重。

作为一个老百姓，最好的修养是洁身自好，最大的期盼是能够自食其力、养家糊口，而且能够靠自己的技艺得到人们的尊重。便是这样简单的想法，驱动着我对中医的学习热情，点滴积累，去更多地了解中医！

小试牛刀

未叶胜来莫逞强，另分守己度时光，
自古英雄少解难，谋生三百六十行。

妹妹是老二，也是"老三届"，靠着学习功底扎实，第一个考取了郊区的小学教师，后来又经过教师进修学院的在职培训成为一名中学教师。

而我则希望通过学好中医谋条生路，成为小有名气的土郎中，业余服务于周边的患者，乐此不疲。这期间，许多"老革命"成为我的患者。

原山西省政协主席李一夫老先生，曾经任贺龙同志部队的旅长，后来因寒湿等原因患上了坐骨神经痛，经朋友介绍由我给他进行针灸治疗，十多次后，基本痊愈。经他介绍，又给左权将军的夫人刘志兰老先生治疗风湿性关节炎。这种机缘巧合也仅仅是在"文革时期"特定的环境下能够遇到吧，因为当时很多著名的中西医专家都不方便行医。而且，这些高级领导干部当时也很少有人敢接触太多。而我年轻，对方是患者，我有责任帮助他们，且对左权将军也非常敬重。由于治疗的周期较长，和刘志兰老先生越来越熟悉。刘志兰老先生既是我的患者，也是我的贵人。

贵人帮扶

岁月茫茫上征途，好梦怡逢贵人扶。
纵有鲲天凌云志，未得良机一切无！

几十年后，在广东省中医院组织的中医活动中，再遇刘志兰先生的女儿左太北大姐，才知道老先生已去世多年，但刘志兰先生对我的帮助却终生难忘！

我的父母都是山西太原人，走出水西门，过了汾河的洋灰桥，只五华里便是母亲的老家了；而父亲的老家小马村是在目前的高新开发区所在地，距离大南门也仅十五华里。

厚重的地方文化与邻里之间和睦相处的农村气息，形成了几百年稳定的农村社会形态结构。外祖母小院的正房中堂穿衣镜两旁竖立着两个条幅：香书门第代代传，要好儿孙在读书！用黑色的边框镶嵌，非常醒目。

尽管家里贫穷，外祖母也让母亲读书至高小毕业，后来参加了川至医专教会医院的工作，之后因生育而辞职。1951年，母亲再度到医院工作。

父亲知识宽博，1942年在北京邮电学院读书时，便加入了基督教会成为基督徒，对西方文明了解较早，并对现代科技有比较理性的认识。他对西医并不排斥，并喜欢了解西方医学的进展。

由于父亲的包容和鼓励，我对任何好的治疗方法也都抱着学习与了解的态度，走出了一条与众不同的、不

27

断修正自身失误的探索之路。跟着父亲学习也算一种师承教育吧，最大特点是不走弯路，可以通过最短的时间，直白地吸纳父亲的经验，为我所用。

父亲当时研究了一种新疗法：腧穴割治，用于背部许多腧穴。其方法是用手术刀切开皮肤后拔出一些瘀血，以治疗一些疑难病。父亲曾经用此法治疗癫痫、慢性支气管炎等，都有很好的疗效。

这种方法在诊所使用没有问题，但到患者家中进行操作则有一定难度。因此，我对父亲的方法进行了改良，用穴位透刺的方法做替代，也取得了一定的效果。后来，我把背部腧穴透刺也作为自己的独门技法去使用，拓宽了治疗的适应证。

在临床的应用方面，父亲指点了我对不同疾病的辨证加减，使我对中医辨证的认识有了一定的提高。医学的研究是奇妙的，同样的疾病用同样的方法，也许前者有效，也许后者不错。因此，必须掌握多种方法，才能避免无效的尴尬。

1970年年初，刘志兰先生提出建议："小薄，基层很缺医生，介绍您去长治钢铁公司医院吧！"当时我答应和父亲商量一下。

父母认为基层锻炼人，有更多的临床机会。"你已经大了，应当去自己闯一下了！有机会再调回来。"父亲的话给了我很大的勇气。

作为一名中医人，我走上了新的征途！

曲线从医

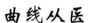

长治钢铁公司是成立于抗日战争时期的老企业，解放战争时期，从太行山搬到长治郊区故县村附近。这里曾经是八路军总部的驻扎地。

长治属于上党盆地，长治市区从形态上看似一个脚掌，故县地区相当于脚后跟。两片比较平坦的地带由近三十公里的一条小山沟形成的公路连接，从形态上看似一个脚盆。

靠近故县约十五华里处，从西向东有漳河奔流而下。在狭窄的地带建有一座桥，以革命烈士王若飞的名字命名，叫"若飞桥"，是长治与故县之间的交通枢纽，这里形成一个小镇——黄碾镇。河水经过这里向东流去，进入河南林县地区，是红旗渠的上游。红旗渠是由河南林县人民为了改善生态环境，人工打造一条水道的经典之作。

长治是中华民族的重要发祥地之一，炎帝的故乡。曾经在五千年前，炎帝便带着他的原始初民部落生活在太行山麓的上党地区。

这里是中华民族的根，在长治市区旁边的老顶山上有炎帝的高大塑像，也有许多流传千古的民间传说。黄河是中华民族的摇篮，而炎帝与黄帝及蚩尤这三位中华民族的祖先都生活在黄河中下游与华北平原这片土地上。

历史上，上党地区也留下了许多名人逸事。"将相和"等许多典故都发生在上党附近的地区。抗战时期，这里是老革命根据地。从太行山上走出了许多领导干部，为孕育中华人民共和国做出了巨大的贡献。

太原市是山西省的省会，当时在全国还是比较大的城市。而当时的长治市是一个被人们形容为"一条大街两座楼，一个警察看两头，一个公园两只猴"的小城市，物质生活也非常贫乏，俗话说是"酱不黑，醋不酸，饼干赛过耐火砖"。长钢条件更差。生活与环境的突然改变，使我产生了一定的失落感。但厚重的传统文化与淳朴的民风，使我经过几年的心理调适后慢慢地爱上了这一地区。

常言道：有得必有失。虽然离开了自己的故乡太原，但却获得了从事中医工作的机会。也只有在缺医少药、当时相对落后的地区，我才有了大量的临床实践机会，开启了中医职业生涯。

当时的长治钢铁公司医院的规模不大，大约有100张病床、112名员工。

领导提前给医院介绍过我的情况，到医院报到后，我便直接被安排到"六二六"医疗室工作。当时，科室有5位医生，负责门诊和病房的针灸与理疗工作。我作为这里的第6位针灸医生和全医院最年轻的医生，没有来得及熟悉周边环境便已经开始上岗，开始了中医职业生涯！

卧薪尝胆

时学作得成熟了，过黑少可成奇了。
自古中医多养老，只叹自己寿命小。

当时的公路交通条件很差，从太原到长钢不到230公里的路程，需要乘车13~16个小时。乘火车则需要到河南新乡倒车，大约需要一天的时间。户口从省会城市调到小城镇，满足了我从医的愿望，但从生活和其他方面来讲也就有了很多不便。

我要给患者看病，首先要树立威信。思考再三，我虚报了年龄，在填写医院员工登记表时多填了4岁。这样便只比当时部队的一批复员转业军人年轻2~6岁，大家都算同龄人了。

当年虚报年龄仅仅是为了给患者提供医学经历的旁证，让大家明白：我足够成熟，且学习了中医和西医两种技能，能够让大家放心地接受治疗。

新的中医工作开始了，我并没有急着去治病，而是认真了解大家每天在做什么。开诊见到大量的患者，我也很是惊喜，绝大多数的患者所患病症都在我的能力范围之内。对于一些新的、不太熟悉的病种，我便通过查资料，对疾病的病因、病机进行了解，寻找不同的治疗方法，进行知识的储备。

热身运动完成，准备时刻登场了！

小荷露角

涌扫庭时学作人，有人争机就三分。
孔尚往来内长道，生流顺率见家风。

在新环境中，有人愿意给我当老师，总不是坏事！我每天对每位同事与患者笑脸相迎，"三人行，必有我师。"对于任何事情都从做学生起步，工作便从这里开始了！

20世纪60年代末期，由于经济发展滞后，缺医少药，为了解决六亿多人的医疗保障问题，毛泽东主席提出把卫生工作的重点放到农村去，并要求用中医药解决健康问题。这件事情在当时的历史条件下无疑是绝对正确的。由此，也掀起了学习中医与针灸的热潮，培养了大批的赤脚医生。在这样的历史背景下，我进入了长治钢铁公司职工医院。

"六二六"医疗室有一位姓陈的老院长，还有一位是原长治地区防疫站的张医生，一位是妇科医生；此外，还有两位部队卫生员，复原后安排在科室工作。大家基本都是边学边治疗，但从事针灸工作没有太长的时间，也缺乏工作的热情。

某日，从太原带我们招工的主任来求诊，经我治疗后效果非常满意。这位主任给大家介绍说："小薄医生在太原是给许多省级领导看病的，左权将军的夫人刘志兰都是他的病人。"慢慢地消息传开,患者也就越来越多。两位老医生都开始给我帮忙,负责起针等辅助工作。大约3个月后,我也算小有名气的医生了,对环境也逐渐习惯起来,有了一些患者朋友,在新的岗位上,在不断适应的过程中打开了局面。其实,这都是由于我最初的低调与观察,补充了很多不足。在山西医学院学习的经历,使我掌握了系统的医学基础知识,并帮助我与其他医生进行良好的沟通。可见,无论是中医知识还是西医知识,都应当尽量地掌握,因为,患者才不管你采用怎样的医学思维来考虑问题,只要有效,他便会成为你忠实的朋友!

潜心学艺

莫学石崖更莲缘，倚靠大树好乘凉。
不为名利国开心，为能承到者而长。

从小养成的习惯,看到别人的优点我便去学习。每个人都有自己的缺点,任何人都不例外!在我的眼中,"金无足赤,人无完人"。

陈老院长是革命老前辈,身体不好,有肺心病,经常呼吸困难、喘不过气来,隔三差五地休病假。我的宿舍离他家不远,我经常利用下班的时间顺便去看望一下,作为同事也是理所当然的事儿。但他老人家很感激我,上班时总给大家讲:小薄医生不仅看病有水平,而且人也很好！慢慢地，院里更多的老医生都开始和我交往起来。

玩友有了，抽时间和大家来几盘象棋放松一下，同时也促进了感情。当年的三位副院长，有两位成了我的棋友。外科主任和几个外科医生也同样是我的棋友，而我们住的干部单身宿舍里，也有许多技术人员是棋友或打桥牌的搭档，慢慢形成了一个知识分子的小圈子。时间久了，大家都知道彼此的性格了，交下了很多朋友。虽然朋友们多年来很少联系，但如果有需要，只要一个电话，大家都会尽量帮忙。

"吃苦在先，享受在后"是当时的风气。对我而言：每天能接触大量的患者，使我的经验逐渐丰富才是享受。看似吃苦，但我在大量的实践中获得了不少经验才是最大的受益。那个时候是我临床经验的积累阶段。遍访名师得来的是间接经验，经过自己的临床验证之后才能成为直接经验。我多年后反思：当时所见大多数是常见病，在这个过程中，随着经验的丰富，水平不断提高，最后熟能生巧。

看病的活儿干得多，患者便更多地集中到我手中。另外两位医生向领导汇报：针灸室的力量强了，小薄医生水平很高。他们希望返回科室，申请归队，一位回到了妇科，另一位不久后回到了内科。

科室减员，1971年，医院派一位老护士长跟着我做学徒。到了1972年，另一位医生调离后，又陆续派来两位护士学徒。新人员的增加使科室的结构发生了改变。为了工作方便，领导让我担任"六二六"医疗室的组长，负责科室的领导工作。

学习成为一种自觉，不断地推动着我前行！同时，我也承担着一种责任，把针灸科在医院重新构建起来！

第四章　腹针初探

　　某次不经意，我误打误撞地治好了一例疑难病。其实，这样的事在许多医生的行医过程中，都或多或少地发生过。每个治好的疑难病背后，都有着特殊的规律，如果坚持不懈地深入研究，肯定会发现还有更多的问题需要解决，只是人们大多没有在意。所以苹果掉在牛顿头上，他发现了万有引力定律，而同样的事如果发生在一般人身上，可能只会留下几句抱怨罢了。

偶然奇遇

雕虫小技少人知，恰似美玉待琢时。
偶逢闯入仙境内，细细品味如来知。

　　毛泽东主席的"六二六"指示给了中医人巨大的信心和支持，使我们可以坚持学针灸、教针灸，而且医院也非常鼓励。周恩来总理曾亲自安排，卫生部号召开展"攻克老年慢性支气管炎"的科研攻关。我用父亲教的方法治疗30余例患者，进行了临床总结，写了从事中医工作后的第一篇文章，还参加了1972年在长治市举办的学术交流会，署名：长治钢铁公司职工医院"六二六"医疗组。

1972年，长治医专的工农兵学员安排一个班的学生到医院实习。职工医院技术力量相对薄弱，过去也没有临床带教任务和经验，医院的领导考虑之后，决定让我担任这些大学生的临床指导老师。

　　我对中医基础理论和针灸基础都非常熟悉，背诵经脉循行口诀算是童子功，一点问题没有，晚上给大家讲理论课，同学们也比较满意。有一天，工友们用平板车拉来一位老工人，他女儿是医院中药房的药剂师。老工人突然腰部扭伤，疼痛非常严重。我认为是比较简单的疾病，但用各种方法治疗都没有效果，10多位实习医生跟着学习，我感觉特别不是滋味，急得汗流浃背，突然想起任脉与督脉相表里，是否可以用腹部、腰部对应的气海穴、关元穴深刺取效呢？

　　一试之后，患者紧张的表情马上放松下来。我轻轻地问了患者一句："刘师傅，感觉怎样？"患者回答："不疼了！"我这才放下心来。几天后在马路上遇到患者，说他已经痊愈。偶然一次得奇效，使我开始了长达二十年的对腹部穴位的探索，无意之中闯进了一片未被开发的处女地！

　　我把精力仍旧放在读书与看病上，但没过多久，医院要派两位医生下车间参加劳动，我与另一位医生被派到炼钢厂当了三个月电炉炼钢工。在那段时间我学会了炼钢配电和不同特种钢的配料比例，与学医相比倒是简单得多。那时我还学会了电焊、钳工和车工等多个工种的活儿，利用捡到的废料自己做了两把折叠椅，后来能够设计理疗设备,改造与制作简单的工具进行科研,如制作卷艾条的机器、测定经络的小设备等,所用到的技能也是在那段时间学到的。

近三个月后,医院书记的夫人癔病发作,几经治疗无效,将我调回医院协助诊治。经过一番诊治,书记夫人的病得以治愈,由此,书记对我、对中医、对针灸的看法也改变了!

我把更多的时间用在看病与读书上,尽量拓展自己的思路与视野。那时,大量的大学生毕业后,从上海、北京、广州等大城市分配到长治钢铁公司,这些民族的精英聚集在这里,相互交流,也使我的思路得到了拓展,知识结构发生了改变,看病时感觉更通透了。

构建复合型知识体系,才能避免知识的局限,这对于技术的创新非常重要。

拓宽视野

诚信为本方持久,冲气通和有没有,跌搭翻针富时日,想回成强爱惜走。

针灸是一种既劳心又需要体力的技术活,介于劳心与劳力之间。在基层人才奇缺,没有好的针灸医生,使人们对针灸学科缺乏真正的认识,所以有不少人对其产生了偏见。

正是这个被人们忽略的领域,给我留下了庞大的生存空间。我心里有标准,要向太原针灸界的老前辈们学习，努力做一个回了家乡也能有一席之地的针灸医生。中医治病没有特定的方法限制，完全由医生根据病人的病情需要，在每个医生所掌握的技术范围之内选择。因此，我感觉很开心，因为每天都有不同的患者给我报喜、感激，这些也驱动着我进行更深入的探索！

其实，我与当地的医生相比还有一个优势：外来的和尚会念经。有给许多老领导治疗的经历，看病也认真，疗效尚可，慢慢地，周边农村老百姓来看病的人也越来越多。这在很大程度上得益于自己尽心地为附近农村公社医院培养了许多赤脚医生。当年人们对医生的尊重是现在所不能比的。

当了"六二六"医疗组的组长后，我开始认真地对工作进行梳理。理疗在针灸技术的范畴之内，也在"六二六"医疗组的服务范围之内。我通过自学对当时的理疗设备进行分类，把为数不多的几种设备利用起来。过去的紫外线灯治疗方法不规范，我就按照规定进行再设计，利用看病的间隙到工厂找主任们帮忙，制作生物剂量计算盘，然后教给徒弟，对需要治疗的患者首先进行皮肤敏感度实验，然后进行治疗时间的计算。后来，还用到了激光技术，使理疗设备得到了提升，从氦氖激光到二氧化碳激光，等等。

在学习的过程中，我逐渐对西医理疗的声、光、电原理有了了解，对各种设备的运用更加专业化。这些都为后来耳针和腹针的研究奠定了基础。

家庭环境的影响塑造了我的性格，清清白白做人，认认真真看病。许多患者都成为我的粉丝与朋友，我在大家的帮助下缓慢地前行，品味着中医丰富的内涵与智慧！

有段时间，为了让大弟养成读书习惯，我不知不觉地养成了每天读书的习惯，而且从中获益匪浅，因为临床遇到的问题都需要从书本上学习、感悟、找思路。随着知识面的展开，我也学会了从不同角度看问题。

精心工作

人生本是一场空，何以去浴爱虚荣。
夸奖使人常头醉，谁道自乐在苦中。

人生的享受分为物质与精神两个层面。对于挣扎在饥饿边缘的人而言，首先需要解决的是温饱问题。温饱的问题解决之后，经济状况改善，略微宽松一点，人们便开始了对精神的追求。

1970~1976年，我的中医事业处于相对的高峰期，每天都有大量的患者。尤其是在自己带徒、担任科室负责人之后，领导着几位年龄大的弟子与同事，也有一种虚荣的成就感，并鞭策着我不断提高水平，希望能保持技术优势。

我的治疗非常尽责，在患者中留下了好的口碑。大家的感谢是出于一种诚意，有些患者不时会带几颗鸡蛋表示谢意，而熟悉一些的人则会同我一起喝点酒，也使我认识了更多的朋友。

教学相长，也是一种倒逼的学习方式。许多想法越来越成熟，知识越来越丰富。学生不断从不同角度提出问题，我则不断学习与思考。在医疗的过程中带教，也促使我更认真地对待治疗过程中的每一个环节。

大约从1972年年末开始，我进行了工作时间的小调整，早上提前半小时到岗，提前治疗一些患者，这样可以下班早一点。当时的治疗方法是普遍使用的快速针刺，每个患者经常只用一根针，强刺激、不留针。治疗每位患者只需要刺激几个穴位，症状改善，马上开始治疗下一个。由于针刺的速度快，一天可以治疗百余位患者。只有对病情比较重的患者采用其他的方法治疗以保证疗效，多数患者简单处理，少数患者采用多种方法治疗，寻找一些有效的治疗方法。

对于病情比较重的患者应用腹针是一种探索，当时也仅仅是一种好奇，在不需要时绝不轻易显露！令人意想不到的是，腹部深藏着重大的玄机，正在悄悄地等待有缘人慢慢地揭秘。

随着知名度的提高，疑难病也慢慢进入我的视野。其他方法无效时，用腹针尝试治疗疑难杂症的机会也多了起来。而对于腹针临床的探索也随着使用的频率增加，慢慢地给我带来了惊喜！

安全第一

入得医门求师难，还连续过过难关。
同行远离痛心尺，避免竞争至伤筋。

　　我早年中医知识的构成中，家传与遍访名医占很大比例。山西省传统文化厚重，当时曾登门拜访的老先生，在针灸历史上都是名垂青史的人物，使自己受益极大。我从西医那里也学到了许多有用的知识，从医首要的便是安全问题，水平可以慢慢提高，但绝对不能出事故。

　　到长钢医院不久，我曾听过老外科主任当时编的几句顺口溜，告诫大家安全行医的重要性：

　　　　怀抱玻璃瓶，常在冰上行，
　　　　要想摔不倒，时刻加小心！

　　我在学习与教授针灸技术时，首先考虑的也是会不会给患者造成伤害，出现医疗风险。大约在1971年，一位患者因消化系统疾病，找一位老中医吃中药近一个月，症状没有改善，来医院后请大内科主任会诊。老主任把患者带进医疗室里面检查，进行腹部触诊后马上发火了："什么脾胃不和，腹部都快成板状腹了，我看你再吃几服药能好！"我过去一问才知道，前面那位老中医开药时说：不想吃饭是因为脾胃不和，吃几服中药便能好。经过把脉，结合临床表现，老中医辨证是脾胃不和，结果一个月过去了，患者病情也没啥改善，实际是那位老中医忽略了患者还有低热的症状。后来，大内科主任继续检查，确诊患者得了结核性腹膜炎，用抗结核方法治疗很快好转。于此可见，对病情准确认识和判断的重要性，这样既是对患者负责，也是对医者自身负责啊。

这件事情发生后，我的习惯开始改变，诊病不是仅仅靠脉诊与观察症状，首先要做到明确诊断后再进行辨证治疗。

大约在一年后，我遇到一位肩痛的女性患者，治疗三次，没有一点好转，马上开出放射检查申请单，请她丈夫带着去做X线检查。三个月后与患者的丈夫偶然在路上相遇，问其X线诊断结果，他说：多亏您建议去检查，妻子是肺癌晚期，马上赶回老家到天津肿瘤医院治疗，不到两个月便去世了，感谢我及时的诊断建议。当时听来非常担心，如果我当时不够谨慎，不知会给患者留下多少麻烦，遭受多少痛苦！

先西医诊断，再辨证治疗，使我在行医的过程中规避了很多风险，后来也以此作为针灸各种方法与腹针研究的基础。

师徒授受

三年学个猫顺手，五年看病入歧途。

魔咒未破身暗逝，其中缘由细思量。

中医是要凭着自身的体会与感悟才能获得缓慢进步的技术。古代治学有很多特点，如言简意赅、执简驭繁、大道至简等，经典文献里的许多内容都需要经过长期的临床体验，才能得到正确理解，否则很容易产生歧义，把人们带进误区。

跟师学习最大的优点便是可以少走一些弯路，使成才的周期大大缩短。从书本知识到临床疗效，之间有很长的路要走，经过自己不断体验与提炼，才能形成有价值的经验。

师傅带徒是把经过师傅自己提炼的知识与长期积淀的临床知识分享给弟子，使他们获得师傅临床经验的妙诀，弟子们靠着自己的再实践，缩短临床经验积累的周期，这样能够尽快学会和运用师傅传授的技能或知识。

传统文化中开门授徒是一件大事。师傅对弟子的考查要先从做人开始，认为品行可以信赖，才能把自己的经验教给弟子。传统上，用师徒如父子来形容彼此的信任关系。许多年龄相当的弟子们也都是亦师亦友。

我的大弟子是一位勤快人，护士长出身，干活手脚麻利，每天总是很早上班，把办公室整理得干干净净，下班前把所有用过的针具归类，按照规定摆放整齐，上班时便可以很快地开展工作。

当年针灸科最麻烦的一件事：针灸针都是重复使用的，每天都必须把每根针仔细检查一遍，弯曲的针必须用镊子捋一捋、拉直。有的针尖部出现小钩，要用油石进行打磨，使针尖变得光滑，避免针刺时给患者带来肌肉拉伤和痛感。用过的针一般都是用酒精擦一遍作为消毒，但是到医院后，定期在周三、周五送锅炉房进行高压消毒。这些烦琐的工作不仅需要细心，更需要耐心，同时考验一个人的工作态度。

我的大弟子做得很好，而且每周都要把工作衣清洗一下。这些活儿有些应当我自己做，但她都代劳了。

师徒关系相对默契，弟子获得知识的机会自然多一些。我经常借一些专业书给大弟子看，让她对知识进行补充。一两年后，感觉人确实不错，又告诉她在起针时要多了解患者的病情。学习是通过治疗患者来进步的，治疗的方法、针刺与起针，都是构成治疗的要素。

有时我太忙，便给她安排一些病情比较轻的患者，让她经过自己的实践，慢慢掌握方法；有时疗效欠佳，适当点拨一下，使她能够很快提高。

时间在身边轻轻地滑过，我的临床经验不仅丰富了，而且带徒的过程也使我得到了亲身经历与体验，在不知不觉中把自己的中医知识条理化，分类管理。更重要的是：我开始注意这些临床经验背后的知识，需要让疗效能够看得见、说得清……需要学习的知识更多了！

另一方面，朋友们也积极地帮我进行调动工作的准备。似乎一切都很完美！

医院磨炼

休讲胜负黄粱经，何处不是战场。
冷眼旁观看世界，只用妙语在其旁。

医院的粗线条管理，使我受益匪浅。医院把临床科室分为大外科、大内科，把中医科和针灸组划入了大内科。全体开会时各科都在一起，关系自然默契。

西医经常组织病案讨论，大内科主任要求大家尽量参加。我总是很认真地先去查病历，对患者进行相关的检查，做好前期准备。因为，我的意见代表了"六二六"科室的水平，无形之中稍微有点压力。但这样一来，也使自己对西医的工作流程越来越熟悉，将有些不错的方法慢慢地吸纳到自己的知识体系中。

在积极参与会诊的过程中，提高了我诊断与鉴别诊断的水平，使我在治疗疾病的过程中能够减少失误。而积极主动地发言也慢慢地让大家了解到我的能力，使人们对针灸学科刮目相看，针灸科的地位慢慢提升起来。

记得我第一次坐飞机是在1973年，当时是为了将一台心电图机从太原运回长治钢铁公司职工医院。这还是在山西省卫生厅老副厅长刘恒忠老先生的帮助下才买到的设备。为了使心电图机不在公路上被颠簸损坏，单位领导特别安排，我才搭乘安二型飞机运送心电图机到达长治。后来，医院的菲利普500mA的大型双头X线机的球管和其他的设备，开展断指再植的设备与手术包，也是联系到刘恒忠副厅长帮助解决的。医院每购进一种设备，我都会积极进行学习与了解，也由此了解到西医的进步脉络。

大约在1975年，大弟子调离工作，我仍需主持科室工作，回到太原的想法破灭了。曾经心理一度消沉，但也只好继续提升自己的针灸技术，等待时机再圆梦，毕竟过硬的技术才是真正的"铁饭碗"。

1978年，山西省举办了"针刺、针麻学术研讨会"，我把多年的临床经验做了小结，写了三篇关于使用背部腧穴治疗疾病的文章，参与了省里学术会议的交流，后来才知道，整个长治市参会论文一共只有四篇。从此，我与山西省针灸界的联系，慢慢开始了！

惨淡经营

跳出山沟天地宽，中医行内事纷繁。
人才囫圇难行事，独唱空城提升难。

多年没有毕业生的补充，只由几位护士转岗的弟子们支撑着一个科室的发展，针灸科发展困难。几位弟子由于基础太差，提高水平有难度，而复转军人有热情但水平有限，更需要注重针灸安全性的问题。

大约1972年前后，附近农村有位当地的名医老先生，擅长治疗胃病，号称一招灵。他使用传统手法提心针，用比较粗和比较长的银针，使人在突然一惊的瞬间，膈肌上提，把针从巨阙穴深深地插入，患者的胃痛很快改善，而且一次便好，几十年来从无失手。当年很多胃病患者找他治疗，老先生用这一招，成为当地的农村名医。但后来一次不慎，长治钢铁公司的一位矽肺三期合并肺心病的胃病患者前去求诊，老先生按常规操作后将银针深深地刺入，但患者却没有出现膈肌上提的反应，结果银针刺入心脏，导致意外。

针刺造成气胸的案例也时有发生。有次病房会诊后返回门诊，遇到一个医生偷偷地使用背部腧穴针刺法，我见其手法有问题，马上替他拔出针，发现前面的针体已经弯曲，弄不好会刺入胸腔，实在是惊出一身冷汗！从此我也不再使用背部腧穴，告诫大家安全最重要。科室的规范也在不断进步与失误中得到了构建。当然，主要是从思想上引起了大家的警觉。

山西省针灸学会成立后，为了解学术交流会的情况，我首次正式拜见了师怀堂老先生。师老曾经了解过我参加省学会交流的三篇文章，知道我是长治钢铁公司职工医院"六二六"医疗室的负责人，管理着有五六个医生的科室，他建议要多宣传针灸，改善针灸学科的地位问题。

当时山西省针灸学会成立不久，位于山西省中医研究所，师老任针灸科主任。他为山西省针灸界培养了大批人才，许多人都称呼师老为老师。我曾经于1969年到他工作的山西省委公费医疗门诊部偷师学艺，不巧的是当时只有他的大弟子张喜莲出诊。在旁观学习的同时，我告诉张老师我也学针灸，并非常大胆地对其中一位患者的治疗提出建议，由此学习变成了交流。张老师告诉我师怀堂先生一些火针的操作要点，我则演示了自己治疗那位患者的方法。

从1969年起，我也有选择地使用师老的火针技术，还有另一位老先生——太原市中医院针灸名医侯文元老先生的火针技术。

走出长治钢铁公司职工医院我才知道，早期这些老先生的弟子们也大多都是护士转岗成为师承的弟子，继而学习多年之后成为名医的。师老的学术思想很多都是在学生的帮助下整理出来的。

师怀堂老先生无疑是一位大师级的人物，他临床经验丰富，手法老道，还创立了"新九针疗法"，使古老的针灸技术从工具方面进行了大胆的创新。看师老治疗是一种艺术的享受，达到那样高境界的名老中医为数不多，对我而言，感觉更深刻的不是师老的学术思想，而是他老人家纯正的工匠精神与纯熟手法艺术境界，这是只有亲眼所见才能享受到的一种美感。

静心求索

医学构建因唯多，西医认门铸协作。
中医通习自归零，取得路来眼宽阔。

中国传统讲究："家有千口，主事一人。"同样，中医把人的所有组织与器官生命作为一个整体，进行宏观的、不断运动与变化的非平衡适度稳态系统来考虑，从思想方法上来说，无疑是非常合理的。

西医在研究的过程中不断地进行分割，自然显得研究越来越精细，越来越专业。西医院的规模越大、分科越细、涵盖的专科越多，医院的水平相对也就越高。找西医看病，通常看医院的规模。

随着科技的不断进步，借助于声、光、电、磁等现代物理的手段，疾病的原因在人类力所能及的范围之内搞得越来越清楚。科技进步推动着医学的发现与发展，但西医的本质并没有太大的变化。其实，西医的许多治疗手段并不一定高明，这恰恰是中医的优势，有些西方医学界人士似乎比我们认识得更清楚。

大约在1972年，帕拉切尔苏斯医学研究所在罗马成立，使用西方的顺势疗法治疗疾病。顺势疗法有些类似于植物疗法。

我后来在意大利讲学时了解到，世界针灸学会联合会副主席里果理教授和贝蒂教授，早在1976年到南京中医学院学习针灸后，就把中医、针灸引进帕拉切尔苏斯医学研究所，并开设门诊，开始传播中医，使用中医的方法治病。2001年，里果理教授成为第一批经过腹针培训的意大利西医教授之一，后来和北京薄氏腹针研究院进行长期合作，仅仅是他们的医学研究所，便与我们合作培训意大利医生200多人次。

帕拉切尔苏斯医学研究所成立仅有45年左右的时间，并不比山西省针灸研究所的历史久多少，区别比较大的是，他们是由几个朋友合作组建的，是秉着一颗热

爱中医的心建立的。而我们的研究所是随着领导的变化
而不断调整的机构。里果理教授和贝蒂教授的下一代也
已经在进行针灸的研究与治疗，大家非常开心地进行深
入的学习与研究，还曾经与北京中医药大学进行了多年
的长期合作。

父亲曾经启发我：中医与西医的区别，有时在于方
法。他讲道：家里跑进一只狗，要想把狗赶出去，一个
办法是，先把门打开，然后拿个棒子，把狗赶出去；第
二种办法还是拿个棒了，关门打狗，把狗打死再拖出去，
但是这样很容易被狗咬伤。中医通常是采用把狗赶出去
的方法，而西医更多的是关门打狗！后来我才渐渐明白，
同样是中医的治疗方法，也存在这些问题。父亲用"欲
引南风开北窗""沸汤点水还是釜底抽薪"来提醒我辨证
寻法的诀窍！

父亲平时从来不表扬，那是因为我做得不够好！但
他总是在我最需要的时候点醒我！可惜的是：老父亲已
然仙去，但我还是希望能听到他老人家的提点与责备，
那样我才不会骄傲自满！

附：帕拉切尔苏斯

国籍：瑞士

出生日期：1493 年 10 月 14 日

逝世日期：1541 年 9 月 24 日

职业：医学家

由于父亲行医，儿时经常随父出诊。曾学习冶金及

化学。1507年离家到巴塞尔、蒂宾根、维也纳、维滕贝格、莱比锡、海德堡、科隆、费拉拉等多所大学求学。1510年在维也纳大学获医学学士学位，1516年获费拉拉大学医学博士学位。毕业后在欧洲及中东游历行医10年，广泛接触民间医生，积累了丰富的临床经验。大约在这个时期，他自己取名帕拉切尔苏斯（意为赛过切尔苏斯——公元1世纪罗马名医）。1527年，因治好巴塞尔城一著名出版商的足部坏疽而医名大振，被推荐为巴塞尔大学医学教授，吸引了来自欧洲各地的学生。教学中积极宣传他的医学思想和治疗经验。反对体液学说和气质学说，并提出硫、汞、盐三元质的说法，认为人的疾病系由这三元质比例失调所致。他认为人体每个器官都有自己的操纵者，如果它异常，硫、汞、盐就会失调。他有丰富的用药知识，主张努力寻找各种疾病的有针对性的药物，反对滥用复方。强调自然的治疗能力，反对有害的治疗方法。16世纪，随着对古典文献的重视，许多医学家把医学知识当作文字上的学问，而忽视病人和临床经验。针对这种情况，他嘲笑经院哲学的医学家，主张医生"必须有丰富的经验"。他性格古怪，用德语讲课，用极尖刻的语言攻击同时代的医生和古代权威，所以有个绰号——"大炮"。他甚至当着学生的面焚烧当时仍被奉为医学经典的加伦和阿维森纳的著述，这些行为引起了许多教授的反对。1528年，他在敌手们的攻击声中离开巴塞尔，此后一面行医，一面著书。他喜欢用德文写作，1536年发表《外科大全》，重新得到名声和财富。1541年死于萨尔茨堡的客栈，原因不明。他别致的医学思想对当时和后世都有一定的影响。他于1530年著文讨论梅毒，指出口服汞剂有疗效。他指出硅肺是由吸入金属蒸气所致，甲状腺肿与饮水中的金属（尤其是铅）有关。他制备过多种含汞、硫、铁或硫酸铜的药物。他也相信占星术，认为药用植物的外形决定其治疗作用。

潜心治学

雨过天晴心里甜，细寻美玉在山间。
深山藏宝曲径险，绕过险峰有洞天。

如醉如痴的读书与临床治疗生活，使我不知不觉地在谨言慎行中度过了那段动荡岁月。每个人都会根据具体的条件设计自己的愿景。"家有万贯，不如薄技在身"，便是指各种靠手艺谋生的匠人。客观来说，高水平的针灸师本来就是医生。但是，在针灸学科这个体系中，也有许多仅仅能称为医匠，甚者连医匠的水准都达不到。

中国中医界近代史上的大师有两位祖籍都是在长治附近。

刘绍武老先生是伤寒派的大家，也是父亲于山西中医界，除李翰卿、韩玉辉、白清佐几位老前辈之外，经常提起的一位老先生。刘老先生的家乡在距长钢不到二十公里的襄垣县。刘老研究《伤寒论》深入到可以给《伤寒论》补遗，发现《伤寒论》存在的问题，提出自己的见解。他的著作《三部六病精义》影响深远。其实，刘老也是父亲为数不多的好友之一，父亲曾经将他的患者介绍给刘老诊治，认为那样对于病情诊治更恰当。在当时，这是非常难得的事，说明他们之间曾经有相当深厚的交情。

另一位则是针灸界的大师，"新九针疗法"的发明人——师怀堂老先生，他是长治市近郊长子县人。后来听长治市中医院院长兼针灸学会会长王毅先生提起：他们在很早便是朋友，在当地影响很大。师老也是对于中医药走向世界具有一定影响的老一代大师之一。

王毅先生现在也八十多岁了，记得他是早期援非医疗队的队员之一，在国外留下很好的口碑。返回国内后，成为当时新成立的长治市中医院院长。20世纪70年代末期到长钢医院检查针麻工作时，他还特意到"六二六"医疗组看望我，告诉我山西省首届针刺、针麻会议即将举办的情况，长治市共提供交流四篇文章，其中有他一篇。当时，援外医疗队是针灸走向世界的一条通道，为扩大针灸的影响做出了巨大贡献。

"家中有娇妻，周边有大师。"生活方式的改变与家庭的建立，使我的生活稳定下来。那些老一辈人物的传奇，慢慢改变着我对当地的看法，使我更加静下心来细致入微地研究针灸的每一个环节，在解构每个关键技术点的过程中努力发现其中的奥秘！

读书只是前期的知识储备。在保证医疗安全的前提下，在临床循序渐进，不断深入。从知识的分类学开始，慢慢迈进了一个人们未知的领域。采用西医的逐级分析法，重新审视针灸，似乎增加了观察的穿透力，许多谜题慢慢解开了！

当年长治市组织医学界的同志们学习日语，需要在下班后，坐一小时的公共汽车赶到市里。有一次我和内科的宋医生（今年80多岁了，老复转军医）学习完又讨论几句常用会话，时间拖了一些，开往长治钢铁公司的最后一班车没有了！时间接近晚上九点，返回市区找招待所也有几公里的路，回长钢则有20多公里的路，我们两人商量一下还是返回长钢，于是乘着落日的余辉上路了！一路急行到达马厂附近的发电厂，进入一条小路，穿过水库的大坝，抄近道边走边聊，用了近5个小时，时近凌晨2点才疲惫不堪地返回长钢！由此，我又多了一个朋友。有时宋医生夜间值班当班时，我有时间也会陪他一起，有患者就帮忙处理一下，熟悉了一些急诊的工作流程，对后期的工作非常有益！培训中医人才，必须到急诊科去学习一下，这样在治疗疾病的过程中才能提高对于危重疾病的防范意识，提高临床的安全性。

中国庞大的患病人群基数与稀缺的医疗资源形成了极大的对比。因此，那些老一辈的先生都有无数的患者，在诊治患者的过程中不断提高技术水平，达到炉火纯青的境界。当时那代人办事的认真与治学的严谨是时代造就的，只有在中国文化长期的影响下才能形成。从第一届国医大师的身上，可以看到这种人文精神的折射。如果在进行中医药大学教育的同时，能够积极有效地贯彻实施师承教育，应该能培养出更多的优秀人才。随着老一辈大师们的离去，许多丰富的临床经验和中医绝技都被人们慢慢地遗忘了！

基层思考

十年漂泊苦难言，只身避窜到山间。
路遇小草无人睬，庆幸逍遥到今天。

环境的影响与幼年的启蒙，使我在父亲的教育下打下扎实的功底，受用终身。1962~1966年，我刚刚完成中医的基础学习，进入山西医学院，到1968年年底，完成了西医临床核心知识的补课，使自己由一名66届的初中应届毕业生，穿越了六年的时空，成为一名与68届医学院毕业同学水平相当的名副其实的医生。

1978年，我已经成为医院的一名技术骨干。和一群比自己年长十余岁的医生们一起工作十几年，耳濡目染他们的人文与精神世界，我也变得更加成熟和老练，善于思考和总结，"苦干、实干加巧干"，再加上几分机遇，我完成了一段丰富多彩的人生历练。

1970~1976年，我在长治钢铁公司职工医院，成为一名在当地比较有名的针灸医生，以医生的身份参与了和医疗卫生相关的许多活动，理清了企业的轮廓。大型企业任何一个分散的小机构，都必须自己建立小的医疗保障体系。

医疗是一个稳定的企业除食（堂）、住（宿舍）、行（交通工具）外最重要的保障系统。因此，除长治钢铁公司职工医院外，还有许多家属保健中心和各分厂的保健站。在比较遥远的矿山还有分院，比较小的、距离远的焦化厂设有卫生所，这些都是与大型企业伴生的医疗网络，是一个非常完备的系统。

我的主要工作除了正常的门诊外，还有培养周边农村赤脚医生和工农兵学员的任务。此外，还给当时的初中生开设中医针灸和基本的卫生防疫课。当时的子弟学校已经根据要求，开设学工班、学农班及学医班的课程。

记得当时的安排是每周一节大课，两个小时左右，内容带有一定的随意性，因为没有教材，学校还根据我的建议买了一些针灸模型，供教学使用。记得一次安排临床实践课，我和卫生科的一位陈医生协商后，把种牛痘的任务接了下来。把学生分成几个小组，然后进行示范，开始工作，由于操作简单，学生们也很有成就感。

那时我还曾到长治钢铁公司的屯留县五七农场帮助秋收，在那里见到了医院另一位老院长王卓民同志。王卓民院长是原钢铁厂老领导的夫人，1948年川至医专的毕业生，是一位非常斯文的妇科医生，后来农场解散后，被调整到潞城县的长治钢铁公司焦化厂卫生所当医生。很久以后才调回长钢医院妇科工作。

那个年代，厂矿很多老工人基本上都是半文盲，生活在当时封闭管理的企业中，每天和重度污染的风尘打交道，很容易患矽肺病，自我保护的意识很差。1985年前后，我在进行"耳部信息诊断对癌症的筛选"时曾经到焦化厂卫生所待了三天，对当时的工厂生态环境有了进一步的了解。在我印象中，工人的素质与身体健康状态整体上都较差。

通过在医院与工厂的工作，潜移默化中，我对构建以腹针疗法为主体的知识系统有了多维、深刻的思考。

在基层工作中我逐步认识到，很多人对经络理论的熟悉程度不高，对西医的知识也缺乏了解，治疗疾病的范围基本相同，掌握手法的熟练程度和疗效有一定的差距。苦练基本功，是大家共同的需要。

太行山深处，在与世隔绝、信息闭塞的时代，许多地方的村落需要走十多里的山路才能担回一担水，生存状态非常差。20世纪50年代初期，我曾在外祖母家生活过一段时光，当时，附近的邻居很多都会刺血与刮痧、拔火罐之类的简单治疗方法。感觉头疼脑热，便用雪花膏瓶子在印堂或两侧的太阳穴拔火罐。上呼吸道感染时，可能用刮痧或者用揪掐法，在颈部做提拉至出现一些皮下瘀血，很快症状会缓解。这些比较简单的方法属于民间疗法，也是过去农村的人们使用最广泛的、预防与治疗简单疾病的手段。随着城市化的进程，很多这样的方法逐渐被人们遗忘与抛弃了。其实，通过简单针灸技术的普及，可以使许多小的疾病解除在萌芽状态中，堪称中医学的预防医学了！

西方医学在发展受到一定的制约后，也从东方医学中来寻找新的思路与方法。国内科研机构开展过关于经络实质的现代研究等工作，推动了针灸作为一门独立的学科去发展！

腹针端倪

探索十余客一剑，腹胀若辣都尝通。
打开腹腔临洞所，腹部经络初浅观。

针灸学科的发展，其实与海外对针灸技术研究的推动有很大的关系。美国总统尼克松访华后，由于针刺麻醉引起美国人的好奇，使西方对针灸充满了好奇，许多西方的医生开始学习针灸，引起我国政府对针灸的再度重视。

20世纪60年代末至70年代初的针灸热，是为了解决当时六亿多人的基本健康保障问题。当时，长治钢铁公司职工医院是在原理疗科的基础上加强，形成了针灸科最初的医疗室。

为了学科的发展，我当时给几位基础较好的医生安排以针灸为主的工作，另外两位人员负责理疗工作。对理疗设备进行了简单分类，紫外线、红外线和激光分为一组，超短波、微波、中波和其他的理疗设备分为一组，尽量使人才的使用更趋合理。

1979年前后，针灸医生有了明确的职业分类，全国性的针灸学术性组织——中国针灸学会，也在1979年5月成立。许多中医药大学针灸推拿医师的院校教育，也从1980年至1982年正式启动，第一批院校制毕业的针灸医师在1985年至1987年进入临床。

因此，尽管针灸技术在中国有两千多年实际运用的历史，但现代针灸学科的发展可以说起始于1979年前后。如果以中国针灸学会的成立为现代针灸学科建立标志点的话，我们应当称1979年前从事针灸的医生都是针灸领域的老前辈，因为他们都参与了现代针灸学科的构建。这批医生的特点是：以师承教育为主体，除了当时的一批老中医之外，还有许多西学中的医师。从那时起，医疗管理逐步走向正规。医院指定的师承教育也告一段落，开始有中专生进行补充，护士和其他医技人员转岗搞针灸成为历史，针灸学科的发展进入相对稳定阶段。

针灸要想发展好，首先需要解决的是安全问题。20世纪70年代初期我到长钢职工医院不久，因为医院管理不善，接二连三地出现过许多问题。

"六二六"医疗组的人员不是很稳定，个别的卫生员虽然也受过短期的针灸培训，但由于不够专业和熟练，有时也会出现晕针之类的小事故。尽管针灸是相对安全的，且"腹部深似井"，针刺深一点也不一定有太大的问题，但我也只在不得已的情况下才用腹部的穴位治疗腰腿方面的疾病。在使用气海穴与关元穴的过程中，我发现这些穴位有补肾的作用，而许多腰腿疼痛恰恰与肾虚相关。

大约在1980年夏天，医院成立计划生育办公室，临时抽调我负责女性职工的手术管理工作。在大约3个月的时间内，我参与完成了输卵管结扎手术近400例，不仅使我对腹部手术的流程非常熟悉，而且对腹部的解剖有了更直观的认识。那时便有了这样的思考，"腹部深似井"完全是从针灸安全性的角度给大家一个提示，但并不是告诉大家腹部的穴位就应当深刺。腹腔脏器处于不断的收缩与运动中，针刺进入腹腔，想找一个固定的靶点都很困难，有些部位还存在一定的风险。

此后，我又观看了一些医院所能够开展的腹部与胸部的手术，使我对腹部的解剖有了更深入的了解，进而把腹针进针的深度限定在腹壁层，同时认为腹部的经络在腹壁中，不在腹腔内。这一安全性问题得到解决，我对腹部穴位的研究慢慢地加快了脚步。

对于中医而言，熟悉解剖其实非常重要。只有熟悉人体的解剖，才能有效规避风险，减少针刺意外的发生。宋代的针灸铜人说明，古代针灸学家对于解剖已是非常熟悉的了。

第五章　耳针启迪

几十年后回忆，靠临床的探索，发现一些治疗疾病的技巧不难，难的是研究一种系统的疗法，这需要学习许多他人成功的方法，以使自己的研究更完善。腹针疗法便是从对他人的模仿中，根据自身的特点，慢慢走出的一条知识原创的路。

走进耳穴

人生于世需随缘，逆流而动苦难言。
见事不惊为常态，沉潜兴趣乐呵呵。

家中兄弟姐妹大多是五零后，唯有最小的弟弟出生在20世纪60年代初。几个弟弟努力攻读，后来全部成为大学生、研究生。

我则仍然被困在医院寸步难行。由于受诊断水平的影响，在比较长的时间内，我的临床水平没有太大的突破。由于孩子年龄太小，又把一部分精力放在照料孩子上，再加上日常工作的繁忙，对于腹针的探索进入了瓶颈阶段，安全意识倒是逐步加强了。

在长治悠闲的生活中过了近乎二十年的时间，到1990年我才开始把所有的时间用于腹针疗法的研究。

埋线疗法是从20世纪70年代初期开始开展的传统项目，主要用于治疗消化系统疾病。在70年代，消化系统疾病高发，因此，以腹部穴位针刺加背部腧穴埋线是一种不错的治疗方法，对腹针的研究也有一定的帮助。但对于有些胃溃疡及十二指肠球部溃疡的患者，效果并不理想。在1983年前后，医院增加了B超项目，用于消化系统疾病的诊断，发现有许多是胆结石、胆囊炎等胆道系统疾病。胆道疾病排除，再按消化系统疾病治疗，有效率得到很大的提高，这使我意识到诊断对针灸疗效的重要影响。

为了学习新的诊断技术，我于1983年参加了在河南省邮电研究所举办的耳部信息诊断学习班，较早接触到了生物电在经络领域的应用。诊断水平提高了，临床水平也得到了快速的提高。1984年，我又参加了在南京科技报社举办的耳针治疗胆结石培训班。对这些耳针诊断与治疗方法的学习，使我对针灸的理念发生了改变，视野也得到了不断的拓展，更重要的是，"耳穴差之毫厘，失之千里"的观念给我带来很大的震动，促进了自己对腹穴的研究。

改变观念

当年首先学习"耳部信息诊断"，通过用仪器采集

63

耳部的生物电信息与结节、颜色变化、压痛等非电信息，可以判断出许多常见疾病，其中对于生物电特性的了解，为我后来进行经络实验研究提供了很大的帮助。我对耳部信息诊断的研究是从最基础的基准值开始进行的，有可重复性，把诊断的过程进行全面解构，为耳穴的研究做好了充分的准备。

耳部信息诊断所采用的耳部全息影像还包含信息论、系统论和控制论等科学内涵，这些新的概念与知识把我带进一个新的领域。我对西方哲学慢慢地有了一定的兴趣，开始了解医学哲学与后来的模糊理论、结构耗散理论、协同论等新理论，为构建腹针疗法的理论奠定了基础。

1984年在南京学习时，我和北京光学仪器厂卫生科科长肖宏造、辽宁省辽阳市建筑公司职工医院院长高永胜、浙江省舟山市普陀区的一位卫生院王院长共同协作，成立了全国耳针治疗胆石症协作组，对耳针治疗胆石症进行临床观察，使百分之八十以上的患者临床症状得到了缓解，使人们从心理上得到了安慰，降低了手术率，有着非常积极的临床意义。

大约一年后，大家把资料做了汇总，进行简单的统计处理，发现耳针治疗对于许多比较小的结石有一定的临床治疗作用。1984年是我第一次尝试组织跨地区的耳针临床合作研究，虽然当时的研究水平不高，但对我来说也是非常好的一次锻炼！

全息隐现

腹部穴位真奇妙，运用常常显奇效。
有心栽花花不开，稀里糊涂令人笑！

经过十多年对腹部穴位的探索，我发现了一些奇妙的现象。尤其是对腹部解剖结构了解日渐清晰后，探索的频率大幅度增加，经常歪打正着，治好了一些自己都不知道的病。因此我使用腹部穴位的机会越来越多，发现的穴位也不断地增多起来。

受耳部全息胚胎投影的启发，我隐约感觉到，腹部的穴位似乎也存在着类似的规律。有时针灸针刚进入皮下，患者便高兴地说："这个穴位真好，一扎进去马上不疼了！"有时却需要扎得深一些才有效。至于为什么会出现这种情况，我自己也不知道。经过尝试，慢慢地由点连线，似乎有了一点轮廓。在这些连线上，几乎有百分之七八十，都可以取得一点疗效。

由此，过去感到疑惑的一些现象得到了解释。曾经有不少患者，治疗到第四五次突然告诉我：昨天针灸的效果特好。我按照前面的处方治疗发现，在一个不大的范围之内，有四五个曾经用过的穴位点。到底前一天取了哪个穴位点，我也不好判断。因此，也许新的治疗未必比前一天效果好！

这说明穴位应当是比较精确的，而不是像大家通常用的取穴方法一样带有很大的随意性。而耳穴的特性使我的想法得到了肯定的答案，几条经络线在身体上画出了比较清晰的轮廓，时隐时现。

我感觉非常有趣，慢慢地玩味着其中的奥秘，在探索的过程中，时而又有新的发现，给自己带来振奋！而在公费医疗的职工医院，从来不存在缺少患者的问题。只是通过治愈不同的患者获得一种成功的喜悦，因此而乐此不疲，经常处于一种发现新大陆的快感中。

有时只需要给患者轻微的刺激，还没有来得及问患者有无酸麻胀痛的针感，疼痛便已经大大地改善，甚至已经消失。

治疗的目的便是止痛，既然疼痛的情况已经改善，便无须再大动干戈了。当时我并没有意识到经络可能在很浅表的腹部组织结构中，但已经有了非常强烈的感觉，等待以后慢慢再找答案，既然有效，肯定会有一定的道理。没有酸麻胀痛，同样可以治好病人，减轻患者的痛苦，何乐而不为呢！

许多患者都是老熟人，彼此信任，没有太多的距离感，大家都会把真实的感受告诉我。那代人医疗条件非常有限，很少受其他治疗方式的干扰，治疗方法比较单一，这也为临床经验的总结提供了可靠的依据。

还有一些人的经络非常敏感，在治疗的过程中他们经常清晰地告诉我，这个穴位受刺激后有一股热流走到那里！那里！！人们反复地提醒我，而且许多人的描述都那么一致。腹部的全息影像，在脑海中越来越清晰了！

邯郸学步

学无止境在于精，耳穴研究难登山。
细思揣研找规律，掌握窍门方过关！

耳针除了治疗胆石症，还可以治疗许多其他疾病，当年对耳穴的研究非常活跃，聚集了针灸界的许多精英，我也参与其中。对于耳部信息诊断仪及其使用方法的学习，我算是较早的，也存在一些有待解决的问题。但对于耳部信息诊断与耳针治疗胆石症的全面学习，为我对耳穴的研究奠定了基础。我曾经到河南省邮电研究所，把自己的一些看法向郭英峰老先生进行过汇报，给郭老留下了深刻的印象，后来保持了多年的书信往来。

大约是1986年夏天，我突然接到郭老的电话，安排我到山西省卫生厅于大同组织的山西省卫生厅耳部信息诊断学习班，协助河南省平顶山煤矿医院的崔院长去讲学，主要工作是辅导临床诊断的操作。我在临床应用耳部信息诊断已经有三年的时间，检测患者近万例，自认为操作的水平没有太大的问题。

这次学习班的学员来自全省各地的医院，有五十余位医生参加培训，大多数都是医院的针灸科主任或技术骨干，因为多年来省卫生厅组织的学习班并不是太多，因此各个医院都很重视。主讲的老师，邀请的原是郭英峰老师，但时间不凑巧，郭老师无法出席。平顶山煤矿医院的崔院长则因交通原因晚两天才能到。这样，只好先由我来开课了！我觉得一来郭老给自己安排的是临床技术辅导，自己资历较浅，准备也不够充分，虽有些临床体会，但讲三天的课是搞不来的。但第二天又必须开课，而且还必须先讲三天，剩下两天的课程可以由崔院长收尾。

后面的三天里，我根据学过的信息论、系统论、控制论等旧三论的知识，从信息的概念出发，将相关理论与知识进行梳理归纳，再分别讲解给大家，也许只是一些新的概念，但大家还是充满了好奇心，认真学习了三天。太原市卫生局的科长认为我讲得还不错，提出第二年夏季让我再去给太原市卫生局的学习班讲讲。

初为人师

人患在好为人师，倾囊相授乐滋滋；
古训读书破万卷，行万里路切莫迟。

三天学习班的理论教学，对我而言是一种历练。尤其让我开心的是，新理论对人们的吸引力。在后来的几年里，我又陆续学习了新三论和模糊理论等新的知识，根据学习的需要延伸到西方哲学、中国古典哲学、印度哲学和宗教哲学、世界宗教等知识领域，慢慢地打开视野。

通过这次讲课，我的自信心更强了，学会了如何教学，对过去学习的知识进行了较完整的梳理。办学习班期间，内蒙古自治区卫生厅的两位处长顺便听了一天课，对我评价很高，希望通过山西省卫生厅的王处邀请我去内蒙古自治区讲学。

内蒙古自治区卫生厅的学习班与山西省卫生厅的学习班有所不同，在五天的时间里安排了三项学习内容，除耳部信息诊断外，还有穴位压痛诊断法与激光治疗急性肌肉损伤的课程。我负责讲授耳部信息诊断，解放军304医院理疗科主任李佩群教授负责讲授穴位压痛诊断，中国中医研究院针灸研究所的一位专家负责讲授激光治疗的课程。

由于前期进行了充分的准备，把最基本的概念都重新捋了一遍，比第一次讲课时坦然许多，思路清晰，给大家交代得非常有条理。虽然完成教学任务很满足，但对于自己而言，更感兴趣的是穴位压痛诊断法。

穴位压痛诊断法由解放军304医院理疗科的老主任盖国才教授发明，由李佩群教授协助整理，是当时除脉诊之外，另一种不错的经络辅助诊断方法，算是中医难得的原创知识。

从参加学习班的教学中我尝到了甜头，这样不仅可以使自己学习的知识变得更扎实，把新技术的来龙去脉都搞清楚，还可以在讲学的同时与很多朋友毫无保留地进行交流。

高人指路

用遍巧方知药贱，何知到处是高人。

听君诊腺一席话，胜过演算十年程！

对于我而言，1986年是丰收的一年。回到长治钢铁公司职工医院后不久，我准备参加在北京香山某疗养院举办的"全国耳部信息诊断学术交流会"，希望了解更多的关于耳部信息诊断研究方面的最新进展。

会议期间，冯玉祥将军的女儿冯理达教授给大家做了气功研究的报告，还有一些特异功能等方面的内容，使我对当时生命科学研究的成果有了一些了解。

会议结束后，我顺便到北京大学看望读硕士研究生的小弟，意外地从1985年的《中国哲学年鉴》中了解到医学模式从生物模式向社会—心理—生物模式的转变，使自己的观念也发生了改变，促使腹针疗法的研究更倾向于疑难病和老年病。

之后我拜访了解放军304医院理疗科主任李佩群教授，她提议我应当去拜访祝总骧教授，祝教授在经络研究领域取得了重大的发现！电话联系祝老，得到允许后，马上赶到南池子祝老的经络研究室去参观，恰好有四五位医生在参观学习，祝老把研究的过程用声音、生物电的方法给大家进行了演示，然后，把他的发现用幻灯片的形式告诉大家：经络是多层次的立体空间结构，在不同的层次有不同的组织形态！聆听祝老的演讲有一种特别的感觉，就是"听君一席话，胜读十年书"的感觉，我茅塞顿开，呆呆地待在那里，很长时间都在思考，突然意识到，祝老的研究不正可以解释针刺腹部穴位出现的许多奇妙现象吗？！而且，祝老的课题设计并没有用很多太高大上的设备。对于生物电变化的测定，完全可以用耳部信息诊断仪来做；对声音的测听，所需工具也非常简单。我对经络研究的神秘感没有了，更重要的是找到了研究腹部经络的一种方法。我重新把祝老研究的过程回忆一遍，把一些技术要点与环节记录下来，希望用祝老的研究方法进行一些尝试。

返回长治钢铁公司职工医院后，我马上组织人员开始了紧张的可重复性研究。很快筹备了一个小组进行培训，把祝老的研究过程用小样本重复一次，发现耳部信息诊断仪的敏感度略微差一些，转而通过筛选消瘦的人群标本解决了这些问题。用了一个月左右的时间，小样本研究完成，基本接近祝老的研究成果，说明我们的研究方法是可行的，接下来就要用同样的方法进行腹部经络研究了。在不断纠正错误的过程中，腹针疗法的研究渐入佳境，腹部经络的轮廓在我的脑海中越来越清晰。

研究的过程中我也曾经有些疑惑：全身的经络应当有相对的规律性，但为何腹部经络有所不同呢？！经过长期的研究与思考，我突然一下明白了："千思百虑难求解，原来奥秘在腹中！"祝老的经络研究集中在上肢与下肢，解剖结构大致相同。而腹部与肢体的解剖结构有极大的差别，经络又怎么会相同呢？！

对腹部经络的研究慢慢展开，除研究方法的帮助外，我改变最大的方面其实是理念：腹部也是多层次的立体空间结构。

在多层次研究理论的指导下，我的观察方式发生了改变，对于每个穴位注意从不同的深度来了解它们的临床功能。但与经络研究最大的区别在于，腹针疗法的目的是临床应用，发现穴位在不同的深度有不同的功能仅仅是解决了穴位研究的问题，要形成一种疗法，还有许多的问题需要去解决。

穴位研究之后要解决的第一个问题便是选择什么样的病种进行研究，以证明穴位的有效性。太复杂的病种，干扰因素太多，所以只能从简单的疾病开始，而且相应患者的积累需要漫长的时间，所以只能以一种平常的心态慢慢等待。

其中我也发现许多有趣的事，用传统的经络理论解释不清，而用生物全息影像的理念解释似乎可以给出答案，但还有一些现象使人百思不得其解。

趋向标准

针刺研究进行中，诊治标准尤为关键。冷眼旁观寻思路，原来研究以为宗！

对于耳针的研究使自己受益匪浅，我的研究成果在当时还算有一定的水平。1987年夏天，我有幸作为正式代表参加了在安徽巢湖召开的"耳穴国际标准化论证会"，会议的目的是为了在世界卫生组织于汉城（今首尔）召开的"耳穴国际标准化会议"上拿出中国自己的耳穴国际标准化方案。

会议召集了当时国内耳针界的大批名医专家，如中国针灸学会耳穴组组长王岱教授，南京医科大学陈巩荪教授担任副组长，南京医科大学许瑞征教授与北京针灸骨科学院的周立群担任秘书。当年陈巩荪、许瑞征和戴秋荪三位教授主编的《耳针研究》是影响非常大的一本关于耳针的专著。王忠院长与许平东两位老专家担任学组的顾问。王院长是为推广耳针做出贡献的老前辈，当年许多耳针界的名医如黄丽春、刘仕佩等都是王老的弟子。而上海的许平东老先生也是在20世纪50年代便开始研究耳穴的前辈。这些专家都是治学非常严谨的一批学者，在国内外都有一定的影响。

会议一开始便争论不已，因为大家研究的标准各异，极不统一。以我来说，便用着两张定位完全不同的耳穴图，第一张是耳部信息诊断参考图，第二张是耳针治疗胆石症时用的耳穴图。做耳部信息诊断时，用第一张图作为参考和诊断的依据。如果治疗胆石症，则以第二张图的穴位为准。其实，其他人也各自使用着不同的耳穴图，都认为自己使用的图最准确。对于我们而言，既不是耳部信息诊断的发明者，也不是耳针治疗胆石症的最早研究者，仅仅是按照这些专家提供的耳穴图进行治疗的实践者，没有太多的倾向性，但是确实希望耳穴能够有一个统一的标准，有利于耳针在国内与国际的交流。

第二天晚上，我拜访了陈巩荪教授，提出一些建议：认为耳穴标准化其实就是大家进行耳穴交流的语言，并不否认任何人的研究成果，只是将来大家使用同样的穴位图，可以把各自的经验用大家一致认同的穴位进行描述，这样才便于交流。陈巩荪教授认为我讲得有一定道理。

在第三天上午的会议上，陈巩荪教授结合我的建议，首先说明标准化并不否认大家的经验，只是为了交流方便，然后带领大家进行了充分讨论，初步拟定了《耳穴国际标准化方案》草案，下午又进行部分补充，最终形成了正式的中国版本《耳穴国际标准化方案》。其后，在韩国召开的亚太地区卫生会议上，中国的《耳穴国际标准化方案》获得通过，成为耳穴国际标准。

通过参加这次会议，我深刻认识到穴位标准化对于针灸学科的重要性，因此也把腹针疗法的穴位标准化作为最基本的工作进行研究，为未来腹针疗法的推广奠定基础。

安徽巢湖会议结束，应王忠院长邀约，我到济南干休所，为济南军区卫生部耳针学习班的学员们讲课。课后我与王忠院长进行了深入的交流，王老把中国耳针界的历史向我进行了详细介绍，对我的讲课给予了较高的评价，并鼓励我继续深入研究。

在这些学术交流活动中，我认识了很多耳穴领域的专家，受益良多，了解这些专家学者在未来的研究方向，使我在研究方向的选择上也变得更有效率，同时也学到了许多其他专家的研究经验和方法。

视野展开

因邂讲学续前缘，返回故乡又数天。
精研细琢谈耳穴，其家室在肚脐边！

"艺在于精，而不在多。"耳针的研究为我提供了一个很好的参照范本，慢慢地，我基本完成了腹部穴位标准化的研究，尽管还有许多工作需要完善，但毕竟已经有了一个很大的跨越。

在耳部信息诊断培训中我发现一个问题，大家使用的仪器是相同的，但最后的诊断结果却不一定是相同的，因为哪些穴位出现阳性反应，能够诊断为什么疾病，标准是相同的，但在操作上却可能出现不同。针灸也存在同样的问题，把治疗某个疾病的处方告诉几位徒弟，几个人分别去治疗，即便师出同门、处方一样，也还是会出现不同的结果。

针对耳部信息诊断培训过程中出现的问题，和带徒中发现的这些问题，我对腹针研究做了进一步思考。我认为，穴位的标准化研究完成后，首先要进行的便是操作的规范化研究，没有操作规范化，穴位标准化即使能落在实处，疗效的提高还是会存在问题。

我把与腹针相关的针灸技术的所有环节进行分解，

把那些必须要注意的环节全部纳入操作规范的范畴，用解剖麻雀的精神来构建腹针的操作规范。多年的耳穴研究，使自己适应了技术细化的研究，腹针疗法的操作规范慢慢成型。

多年的耳穴研究使我感觉到，当一种方法能够做到掌握纯熟之后，学习其他方法的效率也会大大提高，正所谓触类旁通，有事半功倍的作用。再有一点，对于针灸学科而言，临床经验是疗法产生的基础，教学是疗法完善的互动过程，科研是疗法形成的基本功课，理论是疗法成熟的表达方式，研究不总是会一帆风顺，经常是在不断纠错的过程中慢慢得以完善！

1988年，第四届华北地区针灸学术交流会召开，我将经验总结一番，写了一篇文章投稿。参加会议的有一批针灸界的老前辈，如贺普仁、师怀堂、周楣声等，印象比较深刻的是周楣声老先生提出的一些观点，比如"经无常道，穴无常驻"，以及"热症亦可灸"等，给人耳目一新的感觉。周老在会上还给大家展示了一种点灸笔，在临床用于治疗一些急性疼痛具有很好的疗效。

在这次会议上，我还结识了不少北京的前辈，与张士杰先生、王文远先生和天津的几位老前辈成了很好的朋友。参加会议的山西代表也很多，其中有运城地区头针研究所的副所长上官海水先生，经他介绍认识了头针发明人焦顺发老师，我们几人成为多年的莫逆之交，我在业余时间对头针研究的进展也进行了一番深入的了解。

　　短短的三天会议，使我从更广的角度了解到了针灸界当年研究的状况，既学习到许多不同疗法的优点，也看到了一些存在的问题。

第六章　腹针发明

二十年不急不火的探索，完全是出于好奇。一个人生活在远离城市的矿区企业，为了驱除内心的孤独，所以投身于读书和临床的探索中。随着时间的推移与各种知识储备的增加，发明腹针疗法的条件逐渐成熟，我将精力又集中到对于腹针疗法的研究上来。

蓄势待发

> 疗法研究曾循腺、一步一井心高悬。
> 多发疾病寻入手、量力而行待机缘！

十多年的探索，积累了一些诊治临床疾病的规律。随着对腹部全息影像研究的深入，发现气海穴、关元穴可以用于治腰痛，慢慢地，对下腹相关穴位的研究最早成熟，毕竟下腹部的穴位比较安全，治疗腰腿病效果较好。

结合对祝总骧先生经络研究发现的认识，我开始用全息与经脉的理论研究腹部经穴，发现了经脉之外的全息影像，部分部位与经脉重合。我对于每个穴位都从不同的深度去认真观察，腹部全息影像在大脑中逐渐有了一个清晰的轮廓。

　　颈椎病患者的逐渐增多，为颈椎病分层研究提供了基础。

　　早期对颈椎病的研究虽然有一定效果，疗效优于传统的体针，但仍然存在稳定性较差的问题。当时，因为腹针的特点与传统针灸极其近似，只要把穴位取准了，针刺到适当深浅，很快就会有立竿见影的效果，但没几个小时，病情又恢复原状，需要进行较长时间的重复治疗，病情才能稳定。运用腹针比之传统针灸，最大优势在于没有任何痛感，接受针灸的人群有所扩展。当时我认为，能够做到针灸无痛，也是一个不小的优势。

　　腹针全息系统的发现，使我对腹部经络形态的认识发生了改变，只需要轻微的刺激，便可以起到疏通经络的作用，与传统针灸经络比较，这是一种特殊的经络现象。

　　针对腹针疗效不稳定的情况，我回到家里向父亲请教，父亲说：治标只能当时感觉好些，病因不去，何以稳定？！父亲告诉我：颈椎痛辨证主要是脾肾两虚，应当从脏腑辨证多考虑！中脘是胃的募穴，与脾相表里，而关元穴则有补肾的作用。辨证的思路清晰了，处方就从脏腑的角度再做调整，疗效与稳定性得到了大幅度提高，颈椎病的标准化处方也逐渐研究完成了。

　　颈椎病标准化的研究，是基于穴位标准化与操作规范化的前提条件，不可或缺的是：基本处方，以及根据每位患者的临床症状进行分类归纳，二次分层后再有规律地进行加减。后来我把这种方法称为处方的辨证条理化。这使得西医的诊断为腹针疗法的个性化治疗提供了一个重要的参考。

颈椎病研究构架的完成，为腹针疗法的构建带来了质的飞跃。我不停地通过西医诊断找临床症状的规律，用中医思维来调整辨证的方法，用腹部经络来探寻应对措施，力图使腹针疗法的疗效达到尽善尽美。即使疗效达不到百分之百，也要争取达到百分之九十。

临床经验丰富了，颈椎病治疗方法完善了，但必须进行精选小样本的研究才能给出更准确的答案，于是一个系列化研究以颈椎病为范本展开。1988年年底，我们研究发现小样本几乎都有效，为了留有余地，只能告诉大家有效率可以达到百分之九十几。很多朋友知道后都对我表示祝贺，包括不少西医院的外科专家。

任何新的疗法都是顺应时代的需求而产生的，解决了当时临床急需解决的问题，也因此而为人们所学习与传播。医学是不断完善与发展的学科，总是有许多新的疾病出现，疾病谱在不断变化，传统中医几千年来已经习惯了以不变应万变，知识更新的欲望普遍不足，相对缺乏解决新的临床问题的意识。

任何一种新疗法都有其独到之处，都是对传统针灸的补充与发展。

乔正中教授是我多年的朋友，他们在钟新槐老先生发现新的经络电特性的基础上，又发明了一种经络电冲击疗法。乔正中教授应用耳郭电阻点采用经络电冲击法治疗胆石症，取得了满意的疗效。

受耳部信息诊断与经络电冲击的启发，我也希望把电刺激的方法引用到腹针疗法的领域，可惜无功而返，未能发现比手法操作更好的疗效。尽管如此，我还是认真地对经络电冲击疗法进行了研究，毕竟是对针灸治疗仪的一种突破，有一定可取之处。后来接触到头针的电捻针仪，发现尽管治疗仪也是用电的仪器，但使用的却是电能转化为类似捻针手法的针灸针刺激动能，而非直接的电刺激，与头针要求的每分钟捻转180次的手法刺激类似。再后来到焦顺发老师的头针研究所参观时，他们仍然采用手法进行头针的针刺，说明电刺激的频率尽管可以达到要求的速度，但为了保证临床疗效，还是以手法操作为好。这样看来，不同疗法的治疗机理不同，很难照搬其他疗法的成功经验，只能借鉴参考。

多维观察

过了四五二十年，江山依旧人渐歇；当初飘满偶然石，今朝回顾埋新篇。

1989年初夏，经络电冲击疗法推广的初期，广州第二医学院教育处组织了经络电冲击疗法的培训，乔正中教授邀请我去帮忙。由于是推广经络电冲击疗法，因此，其他的治疗方法与手段都必须放在一边，仅用经络电冲击疗法给大家治病并做展示。我因有过耳针讲学的经验，所以负责了多半的课程，和许多学生建立了感情。这次经络电冲击疗法培训给我最大的启发是：治疗疾病的范围必须更宽博些，这样才能避免临床的局限。这是我在1966年之后第二次去广州，间隔了二十多年时间。

腹针疗法基本可以为各科的诊疗提供比较满意的帮助，因为以脐为中心的系统是一个大的网络，影响着人们的整体生理状态和病理变化。随着科技的进步，还有许多的奥秘有待进一步开发。

矽肺病是钢铁公司的职业病，每年都有大量的体检任务，为了判断哪种方法更利于临床的使用，我建立了耳针研究小组，借鉴云南管仲信教授、四川向家伦教授的研究方法，对他们的方法进行可重复性研究。云南的管仲信教授发明耳穴染色法，对矽肺病的筛选诊断取得了一定的成绩；四川的向家伦教授认为管教授使用的染色剂处方有一些小问题，进行了一定的改进。

我们在前期对两种方法进行了比对，大家认为经过向家伦教授改进的处方，脱色后的诊断比较稳定，因此采用了后者的处方，进行了400多例的随机双盲诊断研究。我们的诊断是在普查的过程中完成的，最后在所有检查结束后，由地区矽肺诊断小组的专家共同给出诊断结果，最后由课题组杨医生揭盲统计。课题设计严谨，而且样本量大，可以说明一些问题。整理的论文后来在《山西中医》发表。虽然筛选的阳性率仅为百分之八十几，低于原先报道的百分之九十多，但也已经说明对矽肺病的筛选确实有一定的意义。通过课题研究与设计，我掌握了西医大样本双盲实验研究的方法，对于未来腹针疗法的研究也有一定的帮助。

那时候是耳针界学术最活跃的时期，有许多医生都用耳针治疗疾病。那些年我研究耳针，参加全国性学术会议，写文章和大家交流，在不断学习的过程中使自己的研究思路更清晰，又进一步推动了对腹针疗法研究的深入。不久，应用腹针治疗脑血管病后遗症取得了一定的进展。

有一位多年偏瘫，因胃部不适就诊的患者，来进行治疗只是为了缓解胃病的不适。我在为其治疗胃病的时候增加了几个可以改善上下肢功能的腹部新穴，在使胃病得到缓解的同时，奇迹般地使患者的肢体功能得到了很大的改善。一个奇妙的处方就这样被发现了。这次近似于用颈椎病处方的构架，先调理脏腑，后疏通经络。在不断深入研究的过程中，腹针治疗脑血管病后遗症慢慢形成了标准化的处方。

脑病开窍

有心栽花花不开，无意插柳柳成荫；
调理脾胃成正果，六腑通泰神而宁。

中风偏瘫是中医针灸的优势病种，在西医治疗方法匮缺的时代，大家都喜欢在病情稳定后，把患者介绍到针灸科来进行治疗。

为了提高有效率，我除了努力探索传统针灸与腹针治疗的方法外，还派出一位弟子到运城头针研究所学习，目的是使针灸科治疗脑血管病后遗症的疗效得到提高。还有一种想法，就是从别人成功的经验中学习一些思路。但对于病程超过半年的患者，一般预后较差，这一点上，各家针灸治疗效果相差无几。

针灸对于绝大多数轻型的偏瘫患者都有很好的效果，随着时间的推移，西医诊断水平不断提高，抢救能力的提升，许多重症的偏瘫患者病死率下降了，致残率上升了，针灸治疗后遗症的难度也增加了。

20世纪80年代也是生物医学模式向社会—心理—生物医学模式转变的转折期。如果不能从理论上进行发现与深度发掘，腹针很难取得比较大的突破。

有一次，一位病程三年左右的患者也是因胃病来诊，我在为其治疗胃病的同时，又顺便增加了几个治疗肢体功能的穴位，当时我并没有和患者沟通，只是根据自己的想法进行一些试探性调整。没想到第二天，患者特别高兴，感觉走路时腿有劲了，胳膊也轻松许多。当时我考虑："治痿独取阳明，原来胃本身便是阳明。看来，调理脾胃应当是治疗痿症的关键。"古典中医理论与我治疗中风偏瘫的经验都可以说明，《内经》中"治痿独取阳明"的道理是对的。

按照我的思路继续给患者调理脾胃，待患者的胃病完全治愈，他的肢体功能也获得了显著改善。患者产生了信心，希望我能帮助他治疗偏瘫。效不更方，仍然采用前面使用的处方，继续治疗下去，大约治疗十次，已

经获得了意想不到的效果，患者基本可以自理了，初步
判断达到了预期效果。有了第一个成功的案例，我的思
路也清晰起来。

深入思考，原来在阳明之内大有乾坤。久病及里，
患者的病程长，已经不仅仅是经络病，还伤及脾胃，仍
用"治痿独取阳明"的经络辨证思路来调理，显然存在
一些问题。因为，"邪之所凑，其气必虚"，阳明经的本
脏已经衰弱，仅治经又怎么能奏效呢！

继续对类似病例进行观察，许多患者的脾胃功能越
好，肢体的功能越能得到出乎意料的恢复。这样一来，
脑血管病后遗症的辨证方法找到了，精细分程辨证的思
路得到了验证。过去针灸的疗效不好，是因为对辨证的
病程与疾病涉及脏腑的损伤度掌握得不好。疾病是一个
不断发展与变化的过程，而我们的治疗却常常停留在疾
病的某个阶段，问题出现后，难以静心思考找出问题所
在，延误了最佳的治疗时机，病情逐渐加重，则丧失治
疗的良机。

西医的方法相对而言更直接些，但也有自己的优点，
能不断地调整治疗的方案。例如，西医发现早期溶栓对
于血栓性脑血管病有很好的疗效，但把握治疗的时机非
常重要，在失误的过程中不断地探索治疗窗，最后找到
合理的时间点。

避免更多的失误，在不断地纠正错误中前行，这点
确实值得我们去学习。几十年来，我始终以西医的进步
对腹针疗法的治疗进行校准，把腹针疗法变成能够不断

发现问题与纠正自身不足的系统。

对患者信息的完整把握与临床症状的仔细解构，西医诊断水平的不断进步，这些都为腹针治疗脑病提供了大量的帮助，但对医生的要求也高了，必须有一定的神经内科基础才可能对患者进行精细的分类，最后给予合理的辨证治疗方法与具体治疗措施。

通过腹针疗法治疗脑血管病后遗症的深入研究，使腹针疗法进入四维阶段，中医的经络理论在腹针疗法中已经成为一种与生命相伴的永远的鲜活态。几种不同类型疾病的规律基本找到，腹针疗法的临床研究进入了快速发展的阶段。

初开新意

耳穴研究考技术，腹针探索力方法；
深究细到探究理，几经琢磨开新意。

几十年的研究好像仅仅是自得其乐，虽然许多的研究需要把我和妻子的工资都搭上，但我感觉对腹部穴位进行探索非常开心，因为可以治疗许多其他医生治疗不了的疾病。

1989年，我参加了在太原晋祠召开的"全国经络电冲击疗法研讨会"，与中国中医研究院针灸研究所经络研究室的李志超教授结为好友，同时还结识了《北京中医杂志》的主编刘殿永教授，谈了一些自己对针灸的看法。拜访了当时中国针灸学会办公室主任刘毅老师。1990年，与中国针灸学会合作，在长治钢铁公司办了一期"全国经络电冲击疗法学习班"；同年还参加了在北京京东宾馆召开的"第一届耳穴国际研讨会"。和耳针界老前辈们的交流与合作暂时告一段落，因为腹针疗法的研究也进行到非常繁忙的阶段。

山西省卫生厅组织山西省针灸治病大比武，我报名参加，进入最后的决赛，运用腹针疗法治疗许多疑难病都收到了立竿见影的效果，成为本次比武大会的一个亮点。晚上，几位同行聚在我的房间向我请教腹针的问题，我则毫无保留地向大家介绍了腹针疗法的特点，并把其中最核心的技术要点告诉大家，即在调理脏腑、疏通经络的基础上再治疗局部。大家分别进行了一些尝试，发现确实不错，腹针疗法很快便在同行之间传开来了，引起了更多的关注。

时近岁末，1991年春节前后，山西日报以《腹针疗法显神威》为标题，第一次对腹针疗法进行了新闻报道。大比武结束后，腹针疗法得到了很高的评价。

当时，山西省卫生厅中医处领导提醒我，尽快把腹针疗法的研究成果整理出来，以论文的形式发表。回到家中，我便开始构思《腹针疗法》一书的整理，把几个最核心的内容提纲挈领地进行了归拢。整理出来的文章投了稿，但被退稿，回复的评语是：离经叛道，标新立异！腹针疗法是一种新的疗法，"标新立异"是在情理之中，但是"离经叛道"了吗？！带着疑惑，我又重新开始了学习，阅读《易经》等典籍，希望能够从中找到答案！

承本开新

源头学起凉易经，明白其中道理深；
跳出远古进现代，才知许多糊涂出。

据实而言，我当时对"离经叛道"的评语有点不太理解，因为腹针疗法的疗效是确切的。而且，腹针的许多思维都是源于传统针灸经络的中医理论，基本字无空言。只能说自己运气不好吧，而且也有一些问题确实需要继续深入，搞得更清楚。

我带着问题学《易经》，几乎把所有与腹针相关的内容都做了文摘卡片，然后浓缩提炼，再到《内经》中找答案，通过这种方式，把与腹针相关的知识体系又做了一番梳理，弥补了不少缺陷。

另外，我还研究了与现代医学哲学相关的知识。1983年接触信息论之后，我陆续对普利高津的耗散结构理论以及模糊理论、协同论、突变论都进行了学习。同时因多年订阅《医学与哲学》杂志，对西医的哲学基础有了一定的了解，对中国古典哲学也进行了一些简单的了解。

在继续完成腹部经络系统化研究的过程中，又整理完成了一篇文章，这次投给了《北京中医》杂志，得到了刘殿永教授的热情支持。发表一篇关于腹针临床应用的文章做介绍之后，又投了一篇完整的文章做引申的报道。文章在1992年《北京中医》杂志第六期上发表，标志着腹针疗法的发明。

第二篇文章也遇到了伯乐，《中国针灸》主编王居易老先生给我审稿。他的评价是："这是我近年来看到的一篇难得的好文章，可惜篇幅太大，建议一篇改为三篇！"由于王居易老先生给予的评价极高，使我对腹针疗法更加充满了信心。文章修改后，再次投稿。1993年又连续在《北京中医》第四、五期上发表两篇文章。腹针疗法的影响扩大了，这里必须要感谢刘殿永教授与王居易老先生对自己的支持！

我在临床二十多年之后再读经典，受益匪浅，为了解决临床问题、找到合理的解释而读书颇受启发。然而，要先把经典中的意思搞明白再去学习中医，显然是难度比较大的一件事，容易使人望而生畏，反而失去学习的勇气。

当时我思考的问题是：有多少人可以读得懂、读得透经典，可以把《内经》的本意告诉大家呢！根据我对学术界名家的了解，这样的人才实在是绝少。一般家传都是从最简单的药性入手，然后再背处方与临证歌诀，从治小病开始，从感性到理性进行提升。

在我的中医启蒙期，父亲也让我读过《内经》，但那时仅仅是简单了解，真正读懂和理解部分经文已经是在临床十多年后，才有了相对较深的体悟。这些亲身感受为腹针疗法的推广奠定了理论与思想的基础，先简后难，先易后繁，循序渐进地为腹针人才的培养设立规范！

一锤定音

百里之路九十半，再行十里最艰难；
八脉活也方圆通，二十余载暂一段。

对于腹部经络研究的最初切入，一开始认识不足，认为是通过经络相互络属、联系调理的作用，使督脉的疾病通过调理任脉而奏功。但深入研究后发现，其作用机理还与调理脏腑相关。

气海穴与关元穴虽然位于腹部全息图中的腰骶部，但是其作用点并不在浅层，而是在中层、深层，这可以说是腹部全息影像中的一种特殊形态。

从中医基础理论而言，对于腹部经脉与脏腑之间的联系，描述非常有限。有些穴位虽然被称为腹募穴，但其实并不在腹部。

首先，出于安全的考虑，用于调理的许多穴位，早期只能在有限的范围之内进行选择，例如肺募中府脾章门、肝募期门胆日月、肾京门而心巨阙，古人对脏腑和经络的关系进行过深入的研究，部分内容与现代的解剖理论相关。

例如，1027年，王惟一制成了两个针灸铜人，其高度跟成年男子一般，外壳可以拆卸，胸腹腔也能够打开，可以看见腹腔内的五脏六腑，其位置、形态、大小、比例都基本准确。在铜人身体表面刻着人体十四条经络的循行路线，各条经络之穴位名称都有详细标注，严格按照人体的实际比例制作。

通过研究耳针，我得到启发，耳部虽然离全身所有的内脏都有很远的距离，但是却可以通过耳部的特定穴位对内脏进行调理。那么从全息理论出发，腹部除已知的募穴外，还应当有一个可以调节内脏的系统。

读完《易经》后，我产生了一些想法，并经过研究予以初步的证实。为了把自己的想法与研究成果用图形的方式进行表达，我准备向研究《易经》领域的专家请教，于是决定到河南中医学院拜访张尚臣教授。他当时任教育处处长，并且是河南《易经》研究会的秘书长，曾经编写过《医易同源》一书。

当时我把腹针临床研究的情况进行了简单的介绍，然后具体落到腹部深层对脏腑影响的问题，向张尚臣教授请教如何用经典的理论加以解释，还要避免引起不必要的学术争论，影响腹针的推广。

反复讨论的结果，我们都倾向于使用后天八卦，而且在《内经》中也能找到相同的文字表述。我又进一步提出，如果想要用词更准确，还是以"八廓"命名为好，因为毕竟只是一个大致的轮廓。而且内脏本身也是不断运动的系统，边缘部分不可能非常清晰，会不停地变化，这样命名也符合内脏动态的规律。再考虑到个体差异问题，八廓图的分割线采用了穴位来进行标定，这样无论患者高、矮、胖、瘦，八廓内脏的体表分割线都能保证相对合理。另外，还给八廓图设定了一个外围安全线，以提高腹针疗法的安全性。

"千锤打锣，一锤定音。"在张尚臣教授的帮助下，八廓图的研究最终定型。腹针疗法的前期研究告一段落，系统的构建基本完成了！

腹针疗法的发明，建立在发现腹部先天经络的基础上。人们形象地把先天经络的研究称为中医的人体基因工程研究，因为生命便是从这里走来。而一场推动医学的革命，也从这个点，慢慢地向人们走来。

此外，这种发现正好与西方医学关于"腹部是人体第二大脑"的假说很接近，出现的时间点也相差无几，很自然引起了人们的兴趣。相信这种具备异曲同工之妙的研究将会在更多的领域展开，不断推动医学的发展。

第七章　行走江湖

乙未立秋，八月中旬，我与师兄郭廷英教授、王广康教授及乔正中教授在北京惠侨饭店聚会，参加第四届腹针国际研讨会。与各位兄长交往时间最长者已经有50年，最年长的乔正中兄已经82岁高龄。几十年一路行来，几多艰辛，几多感慨！不知不觉之间大家都老了，只能从记忆中回味那些逝去的青春与岁月！同是20世纪60年代的学医人，我是几个人中唯一一个从山里走出来的。

回忆往事

先天经络少人知，生殖胚体孕育时；
气血液助束脐带，神阙管道米布施。

腹针的研究是从生命的本源开始对经络的研究，经络则是生命体最原始的萌芽态，随着孕期的延长，由细胞同化与异化，逐渐形成组织与器官，靠着母体提供的气血形成人体，由先天经络的气血通道完成使命，产生了生命，使人类这个族群得以在世界上繁衍生息，成为地球的主宰！

现代西医发现了脐带血造血干细胞对白血病及脐带间充质造血干细胞对于肝衰竭、心血管病等许多疾病的良好治疗作用，得到了科技界的重视与研究，许多国家都投入大量的人力与资金进行研究，中国也不例外。

但腹部先天经络系统，关注的却是以脐为核心形成的一个与全身相关的隐性系统，很难得到相关的支持与资助，只能靠一己之力，不断呐喊！好在该学说影响了国内外的一批有识之士，共同参与腹针疗法的应用与研究，形成了一个小小的学术流派，用中医的智慧建立了一个有别于传统针灸的治疗方法，无数的患者为之受益。

对于腹针研究的无穷趣味是我特立独行的源动力，即便是身无分文也义无反顾地走在探索腹针的路上。

古代中医虽然隐约已经发现腹部与众不同，称之为命蒂与血蒂，但就认识的深度而言还远远不够，目前的开发也只是九牛之一毛，还需要无数代人进行开发与应用，才能使其效益最大化，更好地服务于人类健康。我自己呢，应该算是一个深山探宝的引路人吧。

新九针疗法的传人乔正中教授是针灸界与我合作较久的一位兄长。他于1964年毕业于山西医学院，到晋东南地区的基层医院从事外科工作，1972年我与乔兄相识，成为几十年间相互帮扶最多的朋友、同道。

20世纪70年代末期，乔正中兄参加西学中培训班后，调回山西省针灸研究所工作，师承于新九针发明人师怀堂老先生。乔兄的故乡在平遥，也参与了山西平遥古城高级工程师钟新槐先生、山西医学院第一附属医院理疗科郭德志教授共同发明的经络电冲击疗法的研究。

乔正中教授尽管年长，但进入针灸界的时间相对较晚，在师承新九针疗法的同时，也向我学习耳针，并把经络电冲击疗法融合耳针应用于治疗胆石症，取得了较好的成果。后来乔正中兄与我结伴参加了许多全国耳针界的学术活动，成为全国著名的耳穴专家。

钟新槐先生与郭德志教授年事已高，由于他们团队的年龄太大，逐渐淡出了人们的视野。但他们的研究为许多疾病找到了一种有效的疗法，也是一种知识的原创，是基于经络电特性的再发现，遗憾的是缺乏相应的支持，很难进行深入研究与推广。

在经络电冲击疗法最流行的几年中，我参与了很多研究与学术的推广，使我对经络的认识越来越深刻。

腹针疗法于1992年基本研究完成后，还由长治钢铁公司电视台拍了一部不到20分钟的专题片——《神奇的腹针疗法》。我对这件事情也很重视，根据导演的要求，在美工闫富田先生的帮助下，用整版的大绘图纸将腹针疗法的不同层面用水粉画的形式绘制出来，做成挂图，顺便还解决了拍摄的道具问题。

当时拍摄专题片的水平虽然不高，但对于每个环节的准备都非常充分。该片在1992年的夏天拍摄完成，在当时山西省长治钢铁公司的电视台播出，恰好山西省医药进出口公司邀请我去斯里兰卡访问考察，为了出国交流方便，山西省医药进出口公司又协助将这部专题片翻译出英文版与俄文版，这些都为研究腹针疗法的曲折历史留下了非常宝贵的原始资料。

打开眼界

走出国门天地宽，方知针灸故渊源；

入乡随俗开眼界，巧用峡法广结缘。

山西省医药进出口公司这次访问的目的是为了了解斯里兰卡的中医药市场前景，为将来山西省中医药走向世界建立一个模型。当时的领导能够产生这样的想法，确实具有一定的开拓性。

在斯里兰卡访问期间，一位省长的儿子开车带我们出行，问起我的职业，翻译告诉对方说我是医生，司机马上一副吃惊的样子说："医生！我们总统见了您都会非常尊重您的！"那时才知道，斯里兰卡人认为医生受教育的时间比总统长，总统理所应当尊重医生。尽管斯里兰卡是一个相对贫穷的国家，但医生却有很高的地位，是这个国家精英群体与高收入人群的代名词。

当时在一位王姓上海华侨的协助下，对当地的医疗现状进行了深入的了解，先后考察了科伦坡、努日利亚和康提三座城市，王先生在这三座城市都开办了中国传统医学中心，每个中心都从上海周围地区邀请了几位针灸医生。

在参观王先生所办的中国传统医学中心过程中，有了以针会友的机会。记得曾在科伦坡遇到一位偏瘫的患者，在医学中心治疗了一个多月，疗效尚好，治疗的医生介绍情况后客气地请我帮忙看一下，王先生也有了解腹针疗法的意思。

　　我应邀采用腹针，在几个穴位施以针刺，治疗结束后马上检查，患者上下肢的肌力明显提高一至两级，效果让大家感到非常吃惊。后来又协助当地医务人员治疗不少疑难病患者，每每都取得很好的效果。

　　在斯里兰卡，我对佛教的上座派有了感性认识，感受到了当地人对于人才的尊重，同时也意识到了腹针的价值，我觉得有责任让中国人首先享受腹针疗法的成果。后来又去了中国香港，了解到针灸治疗每次200~300元不等的收费标准。第一次走出去，我拓展了视野，在与国外及中国香港同道交流的过程中，认识到了针灸尤其是腹针疗法的价值，产生了一种推动学科发展的责任感，为后来的发展提供了强大的信心与信念的支撑！

出国梦断

大梦初醒不惑年，立志建言为明天；
奥运巧方出牢围，身怀绝技到海边。

　　出国之行受益良多，其实最大的改变是观念。过去认为自己在山沟里的一亩三分地搞得非常不错，虽然我只是一个科主任，但大多数副院长对于我的事都会力所能及地给予帮助；医院的领导对针灸工作也是有求必应，对我的工作给予足够重视。从20世纪80年代中期开始，我在全国讲学，在当时也算比较有影响的青年专家，与学术界有广泛的联系，在山西省针灸界也有一定的影响。

知足者常乐，心态的平静，使我慢慢适应了半田园的生活。但这次出国考察的经历使我开阔了眼界，给了我极大的震撼，使我不再满足于眼前的浮华，希望走出一条自己的路。

1993年年初，我开始频繁地外出进行学术交流，使大家对腹针有所了解。通过参加厦门中医院主办的海峡两岸针灸学术交流会，认识了更多的学术界朋友，算是跳出了耳针界的学术圈。在同年中期，我参加了北京针灸骨伤学院麻仲学博士于北戴河组织的世界中医大会等活动，看到了人们对于发展中医的热情。"行家伸伸手，便知有没有"，与学术界的广泛接触，使我对针灸界的整体水平有了更全面的了解。有一次我到鞍山市旧堡区医院讲学，认识了一位医理通、哲理通，对中医做深度解读的哈尔滨医科大学63届毕业的西学中专家——马文光主任医师，与他成为好友，深入探讨医学与哲学领域的问题。

在学术广泛交流的过程中，我的技术自信与学术自信增强了，《腹针疗法》的书稿也在忙碌的过程中基本完成，准备出版，只是尚有一些问题需要进行修改与补充。由于我工作繁忙，多次外出开学术交流会，影响了修改的进度，书稿的事情一拖再拖，直到1993年年末才接近尾声。

丰富的学术交流，使腹针疗法的标准化、规范化在更广泛的地区得到了很好的推广与验证，为腹针疗法走向全国与世界奠定了基础。原计划赴斯里兰卡发展，但因斯里兰卡国内动荡，使得山西省医药进出口公司开办中国传统医学中心的计划被迫取消，出国发展的机会就这样与自己擦肩而过。

老大回乡

> 觅得良机回家园，初生孩儿也成年，
> 二十余年弹一剑，未必得利亦光鲜！

国医大师吕景山先生，当年是继新九针发明人师怀堂老先生之后的第二任山西省针灸研究所所长，为人厚道，乐于提携后人，也是全国著名的针灸学家。1994年，吕景山所长邀请我到山西省针灸研究所成立腹针研究室，打报告经领导同意后，终于可以回到家乡开始一段新的旅程了！

在妻子的支持下，我从几位朋友处凑了一万元，作为开办山西省针灸研究所腹针研究室的初期经费，回到了阔别二十五年的故乡太原，开始了推广腹针的新征程！

二十多年前的很多老患者都已经不见了，甚至亲戚中有许多青年人我也都不认识，因为从未谋面。二十多年的奋斗历经沧桑，总希望能够带着妻子和孩子返回故乡与父母团圆，不曾想是以这样孤单的方式：少小离家老大回，乡音无改鬓毛衰。自此和妻子一别便是近十年，过上了"牛郎织女天仙会"的生活。

一切从零开始，我希望能通过腹针治疗过的患者，通过原始的口口相传的方式，为自己争取到成功的机会！

家乡创业

只身行从山里来，不凭慧眼识英才；
老父膝下重捡莫，愿欢渐去脑洞开。

几十年的临床探索，在技术层面多有收获，但再次聆听父母的教诲，依然使我在医理的层面有了质的飞跃，也许这是我返回家乡太原的最大收获。

父亲是中医院校教育开始之前从业的老先生，1955年即任中医科主任。20世纪60年代便在太原市中医学会讲授《伤寒论》，临床经验丰富。父亲的过人之处在于，他无论治愈多少疑难杂症都从不炫耀，他认为作为医生看好一些疑难病是理所当然的，作为老中医便应当比青年医生有更丰富的经验。对于失误，父亲绝不原谅，总是尽可能去找到原因，设法进行修正。

父亲的著述不多，不喜欢卖弄学问，有限的几篇文章也都是自省。如"医误三则"，谈人们经常容易犯的失误，以及纠正的方法；"口舌生疮，泻心火不效，辨分三焦"等短文则论述了他灵活辨证的思路。父亲真正的著作其实应该是留给我学习的那篇《用药十三法》，只不过没有出版而已。当时父亲给我讲，随着时间的变化，过去的用药八法已经无法满足临床的需要，因此他老人家根据临床体悟，将之演化为新的理论——用药十三法。这本小册子倾注了他老人家一生的心血，可惜我当时忙于谋生，没有十分在意，也无暇细读，不知何时遗失，成为一生的憾事。但父亲的治学精神与不断进步、勇于承认错误并进行修正的科学态度，却成为影响我一生的宝贵精神财富，勉励着我一生谨慎地行走在探索医学的路上。

"好男儿志在四方"，父亲是一位学验俱丰的临床专家，总是笑面人生。而我则跳出体制，选择了一条飘洋过海、四海为家的传播腹针疗法之路。

记得1994年年初到山西省针灸研究所时，吕景山所长提出一个很小的、非常合理的要求：每个专家都应当明确自己的优势病种，这样可以让患者在就诊时进行合理的选择，也可以让大家在各自相应的范围之内进行深入研究。言外之意，患者有限，大家都是针灸领域的同道，尽量不要因为争抢病人而伤了彼此的和气。从另一个侧面来看，针灸研究所的影响还不是太大，患者的数量有限，因此只能采取这样的措施。

针灸适用于几乎所有的常见疾病，腹针疗法广泛的适应证给我留下充足发挥的空间。我以多年中风偏瘫、小脑萎缩、帕金森病及其他疑难杂症作为腹针研究室的主要治疗范围展开工作，向疑难病发起了挑战。

还有一个问题是针灸的收费标准问题，我认为这是针灸学科发展的瓶颈，如果没有突破，针灸学科的发展会走上不归路。

多年的国内讲学与国外考察经历，使我对针灸技术的价值有深刻的反思。当年每次针灸的收费标准仅仅是4元，这样的收入很难维持科室的基本运营，但这是当时明文规定的标准，无法改变。

腹针操作复杂，治疗时间通常是传统针灸的4~5倍，我根据这些特点，申请按每次20元的标准收费，得到了研究所领导的认同。但这一标准相当于其他专家费用标准的5倍，如何让患者接受是一个困难的问题，因为许多患者不能报销，需要自己承担医疗费用。

当时山西省针灸研究所的门诊部在太原市区的中心，并州路靠近五一广场的一座小楼的三层，而住院部位于郊区的北园街，交通非常不便，很少有人光顾。由于门诊部的诊室有限，我每周只能安排三个半天过去出门诊，其他的时间都在住院部，利用一间大病房开展治疗工作，必须付出百倍的努力才能创造足够的效益，以支付高额房租与人员工资，然后养活自己。一切需要从零起步，开拓出属于自己的市场来！

尽管腹针的收费标准是传统针灸的数倍，但还是有不少患者希望尽快减轻痛苦而来求诊，很多都是抱着试一下的心理。但腹针疗法"安全、无痛、高效、快捷"的优点很快得到大家的认同，我的患者数量慢慢在增加，除门诊外，还有不少患者跑到郊区的住院部来求诊，这种日渐向好的情况让我的心理压力逐渐减轻！慢慢地，我基本完成了早期患者的积累，靠着口口相传，来就诊的患者逐渐多了起来。

1994年的夏天，我开始筹备第一期腹针疗法学习班，只不过影响毕竟有限，花了很多的精力，最后只有四名学员，分别来自内蒙古自治区奈曼旗蒙医院、北京铁路局、河北石家庄、山西长治和平医院。

　　"兵马少了好调头"，第一期腹针疗法学习班是对腹针规范化教育的前期实验，我用心教给大家实用的腹针技术，这份辛勤劳动在一年之后得到了回报。开办学习班期间遇到一位由河南到山西寻诊的偏瘫五年的患者，恰好兰州军区乌鲁木齐总医院李文荣主任来考察腹针，他主动要求对患者进行检查，然后做腹针治疗，针刺结束后请他再复查，患者上下肢的肌力竟然已经提高了两级。

　　石家庄的翟明义医师当年已经59岁，很快便到退休的时间了，他也是一位见多识广的医生。他讲："参加了许多针灸培训班，见了许多针灸界的名家示范。这么重的患者，只在腹部扎几根针马上起到如此出奇的疗效，如果不是亲眼所见，别人给我讲，我是不会相信的！我回去给别人说，别人也同样不会相信！"

　　李文荣主任高兴地当时拍板："明年八月新疆哈密瓜下来的时候，请您到新疆乌鲁木齐去讲学。回去后，我们会尽快给院首长打报告！"

　　腹针疗法的推广，以四位学生作为起点，开始了漫无边际的"长征"！

好梦难圆

心思朝网门难开，弟子翘望一场空；
铺道走上觅良骑，勒紧腰带上征程。

　　由于有较好的疗效，腹针研究室的工作开展的早期，患者经常接续不上，老病人3~5次治好了，新患者还没有到，弟子们略有微言，认为同样的患者别人治疗能让患者跑一个月，而腹针治疗不到一周就好了，这样下去，患者数量不够，诊费又低，吃饭都有问题！

我耐心地给大家解释，患者也不容易，为何不可以尽快地治好呢。虽然经济状况不那么好，我心里也着急，但姜太公钓鱼，宁向直中取，不向曲中求，愿者上钩！很快外地的很多患者也来求医，慢慢地，住院部一半以上的床位成为我的阵地。腹针疗法靠疗效迎来了一个小高潮，同时也为进一步的推广奠定了基础。

1995年春节期间，终于把朋友们资助我的一万元全部还清。离开长钢医院后，院里的老哥们还是力所能及地给予我帮助。人生难得一知己！对我而言：是无数的知己，给予我帮助，才使我取得这些成绩。

在山西省针灸研究所工作期间，中国香港的一位朋友李南先生邀请我去讲学，并且希望用繁体字的讲义。我就从《腹针疗法》中抽取几个重要的章节，在山西日报社印刷厂的帮助下印制了1500册《腹针疗法讲义》，为了把印刷好的这些讲义能够使用完，前期的培训都以《腹针疗法讲义》为教材，四年后才正式出版了《腹针疗法》，时间已经到了1999年。

1994年的夏末，世界针灸学会联合会主席王雪苔先生、后来的第二届国医大师张缙先生与当时中国针灸学会的秘书长古励教授到山西省检查工作，乔正中教授和我到迎泽宾馆拜会了三位老前辈。我把《腹针疗法讲义》

分别送给大家，向几位老师介绍了我研究腹针疗法的情况。王雪苔先生问起腹针疗法的特点，我简单地把自己研究的先天经络理论解释一番，王老觉得很有道理，张老听完后也颇为认同！从那之后，王雪苔先生多次在会议上介绍腹针，在2001年新加坡召开的世界针灸学会联合会的学术研讨会上还做了两个幻灯片介绍腹针，对腹针疗法的推广起到了非常积极的推动作用。对于这些老前辈，我是从内心里由衷地感谢的！

在山西省针灸研究所工作一年后，我决定退出研究所，更艰难的创业开始了！

转换思路

> 读书虽能去愚顽，没有阅历也枉然；
> 耗尽一弄心酸泪，读尽人生也白白。

下海一年虽然空喜欢一场，但给我带来的感悟却非常深刻。从计划经济到市场经济过渡的初期，医疗服务基本被西医抢占，所以当时的顺口溜是：搞西医的瞧不起搞中医的，搞中医的瞧不起搞针灸的，搞针灸的瞧不起搞按摩的，搞按摩的瞧不起练气功的！人们由于对针灸引起的酸麻胀痛产生恐惧，对治疗疗效有着不确定性，使人们对针灸的社会需求大大降低。其实，更本质的原因是名老中医们逐渐退出临床。

针灸是一种技术，当水平达到一定的阶段，只要是跟在旁边侍诊，很容易便能掌握其中的小诀窍。得于家传者，父母会毫无保留地把每种疾病的治疗要点告诉子女；如为师承，作为学生则必须通过观察师父的操作，经历一个先求形似、再求神似的过程。许多老医生怕增加竞争的对手，有意藏私，缺乏临床经验的青年医生就会面临一定的学习障碍。

一位医者，对自己个性化的知识进行保护，无可厚非，因为关系到每个人的经济利益。目前尚没有对针灸技术这种知识产权进行保护的法律法规，人们只能以商业秘密的形式自己加以保护。每个老中医的经验都是经过长期的临床探索而获得的，是个性化的知识体系，相当于私有财产。把他人的知识产权据为己有，进行以盈利为目的的技术传播，是一种学术诈骗，这样的行为是极不道德的。自律是作为一名中医的基本道德。传统的中医传承以尊师重道的人文教育为首要特点，先学会做人，才能学好中医，同时也可以少走许多弯路。如何鼓励老中医有偿地把自己的经验传承给下一代，缩短青年中医的成才周期，对于针灸学科的发展有非常重要的意义。

由于医学模式的转变，许多针对脑血管病后遗症的治疗方法成为临床关注的内容。西医能够及时认识到自身的缺陷，构建新的学科来满足临床的需要，开始向康复领域延伸。而中医则往往只有理念而缺乏具体措施。

当时山西省的康复医学和全国的情况一样刚刚起步，患者对新的方法还缺乏认同。正好山西省残疾人康复中心的一位主任和我建立了联系，想要借助腹针在治疗脑病方面的临床优势，使腹针在脑血管病后遗症的康复治疗方面发挥一定作用。从那之后，我开始更加关注康复医学和西医其他领域新技术的发展。

第八章　腹针传播

先谋生存，才能发展。我清楚腹针疗法安全、无痛、高效、快捷的临床优势，很希望多走出去看看，使腹针能在更大的范围内进行传播，使更多的患者和人群能够受益，体会到腹针疗法的神奇。

走出关外

为了吃药走天涯，百姓求诊心无暇；
草原之夜心意暖，美酒佳肴忘却家。

也是一种巧合，我离开山西便选择了一条几百年来山西人走西口的老路，只是境况和过去略有不同，这次是凭着自己的针灸技术，去口外短期谋生，希望能够使自己的生活宽裕一些。

经过一千多公里的跋涉，我抵达了内蒙古自治区奈曼旗蒙医院。在陈副院长的热情接待下，第二天我开始熟悉医院的环境，然后很快进入角色，开展工作。腹针疗法因为无痛、高效、快捷的临床特点，很快为当地的人们所接受。从第一天院长介绍的不到十个病人，到几天后的二十余位，不到一周的时间，患者已经爆满。每天早上六点，患者已经开始排队。除中午餐后休息一下外，我每天回到酒店都很晚了。

当年在针灸研究所的腹针研究室工作已经告一段落，但在研究室工作的年轻牛医师出于师生的感情还是陪同我一起前往内蒙古，做出了她力所能及的贡献。从门诊接诊到书写病历，大家分工合作，医院还派来一位曾经跟着陈副院长学习腹针的蒙古族美女包医生，共同参与工作，形成一个治疗流水线，各司其职，每天都忙得团团转。到了后期，每天的门诊量达六十多位患者。

医院工作紧张有序，大家在见证腹针神奇的同时，也对内蒙古自治区的风土人情有了深入的了解。医院附近的沙漠之中约二十公里的地方有一个非常庞大的沙漠湖泊，湖泊中的水清澈见底，方圆几百公里没有任何工矿企业，所以被人们称为"沙漠西湖"，湖中的鲤鱼没有任何污染，是当地著名的特色产品。我在那里曾经先后吃过两次全鱼宴，也是一生中难得的享受了。

当时，医院还请了一位活佛在医院给患者看病，每天都有大量的病人。十余天的时间，大家经常一起聚餐，成为了朋友。经医院蒙古族院长协商，我得以能够和活佛住在一起，不仅对蒙医有了更多的了解，而且对患者的治疗工作也带来了许多便利。

工作虽然繁忙，但每天和热情诚挚的内蒙古人民在一起，感受着淳朴的民风，渐渐使我们忘却了曾经的烦恼，融入到蒙古族豪放与热情奔放的生活中，对内蒙古自治区奈曼旗蒙汉民族的和谐淳朴也有了更多的深入体验。

神效远播

能得针术每一天，心底回乐在乡间；
欢声笑语针实效，精益求精为求针。

随着患者之间的口口相传，来就诊的人越来越多，许多人甚至从赤峰市和通辽市赶来看病。患者数量增加了，疑难病的种类也在增多。

腹针疗法的优势，在那个忘我工作的环境下充分得到了凸显。有时天还没有亮，许多赶着毛驴车的患者便从很远的地方向医院赶来，成为蒙医院建院以来的奇观。早上门诊的时间提前到了七点，晚上的门诊则常常在天黑之前才能送走最后一位患者。

当时每天治疗最多达到60多位患者，每位患者没有感觉症状改善之前自己绝不离开。在保证几乎百分之九十九有效的前提下完成大量的门诊，是对腹针疗法的一次考验！同时，我在那里也养成了一个习惯，在任何地方示教和治疗，没有看到治疗中的患者病情得到改善，绝不治疗下一位患者。

当然，对患者的筛选非常重要，越是患者多的时候，越应当对没有把握治疗的患者谨慎选择，因为没有疗效对患者不好，对医者也会形成极不好的影响。大体上，腹针疗法的适应证还是非常广泛的。

大量的门诊实践，是对腹针疗法的一种考验，而腹针所特有的三层经络系统，为治疗疾病带来了极大的帮助。多层次、多靶点、多脏腑的三多治疗原则经历了临床各种疾病的考验，给我们这个小团队带来了自信，使我对腹针疗法未来能够走向全国与世界有了坚实的信心和底气。

在奈曼旗蒙医院工作期间，与活佛同居一室的日子里，对活佛的生活习俗有了一定的了解，对蒙古族受藏传佛教黄教的影响有了深刻的认识。极地文化青藏高原文化中，影响最大的是藏传佛教黄教格鲁派，这也是蒙古族民族宗教的源头之一。宗教是为了满足人们的精神需求所构建的，宗教信仰构建了人类社会的和谐，没有宗教信仰，人们会感到心灵的空虚。

而蒙医则是一种原生态的传统医学，大约也受到藏医一定的影响，一方水土养一方人，靠着草原特有的生物资源建立了蒙医独特的医疗体系，有很多可取之处。例如，处方标准化。开药时只需要写胃病1号或2号、3号，这些都是已经在药房加工好的成药，由专门的药工按自己医院的协定处方制作的，在治疗时只需要根据患者的情况进行辨证和选择，便可以完成对患者的治疗，大大缩短了患者就诊的时间，而且使蒙医处方的保密性也得到了保障。

活佛习惯用鼻烟来提神醒脑，后来才知道通过鼻部给药也是蒙医常用的治疗方法。其实对于头痛，中医的芷冰散也是通过鼻部吸药起作用的，同样能收到立竿见影的效果。

奈曼旗蒙医院给我们提供的这次机会，使大家对腹针疗法的前景充满了信心，为腹针疗法走向国内外奠定了基础，让大家对腹针疗法的广泛适应证与神奇的疗效有了亲身体验。我们的小团队得到了很好的锻炼，可以在更大的舞台上去施展自己的才华。可以说，1995年初夏的内蒙古自治区奈曼旗之行是腹针发展非常重要的转折点！针灸不能仅注重技术的质量，还必须要关心所能治疗的患者数量，只有数量与质量都有保证，才能获得更多人的欢迎。

入乡便要随俗，到达少数民族地区，必须要了解当地的文化，把我融入社会中。尽管在内蒙古停留的时间不长，但我也尽可能地学会了几句蒙古族的问候语，这样使我与患者的感情能够很快拉近，建立起彼此的信任与亲切感！在未来，在走向全国各地与世界的过程中，这种和患者沟通的方式使我受益匪浅。

在满载而归的收获中，我的观念发生了改变，腹针可以承载着我的信念走向更远！

从那时起，我学会了规避风险，在科研的课题设计中也尽量直接与西医的金标准对照，使腹针的疗效得以明确而真实地得到体现。每个人做好自己的研究，学科才能发展，针灸界的老一代专家中有许多朋友，大家都相互帮扶地走在推动针灸学科发展的路上。

"海纳百川，有容乃大！"我们必须看到，每个针灸学科的医生取得的任何一点进步都不易。但对于我而言，如果不能把西方医学存在的问题进行很好的弥补，则不容易体现针灸的价值。"补充医学"也完全不能被看作贬义词，如果一门医学发展得很完善，还需要补充与替代吗！也许腹针疗法的使命便是对西方医学一种有益的补充和替代呢！

再闯边疆

草原归来心情爽，时作调整上战场；
志在四方好男儿，出了雁口往北闯！

　　第一站北上草原，领略了内蒙古的塞外风光，在一个全国最贫困的旗县使腹针疗法的价值得到了彰显。付出了四十天的辛勤劳动，换来在针灸研究所近三个月的收入，更关键的是接触到了大量临床常见病、多发病与疑难病，使腹针疗法得到了临床检验，也使我对于腹针疗法能够走向全国充满了信心，发展的思路越来越清晰。

　　在李文荣主任的积极支持下，兰州军区乌鲁木齐总医院发出邀约，请我前去讲学，奈曼旗蒙医院之行相当于前期准备的预实验。一年前那次第一期腹针疗法培训班给自己带来了回报。工作计划安排好，我很快便带着外甥女经由西安飞赴乌鲁木齐，来到这个曾经只在地图上见过的遥远的地方。

　　外甥女是山西中医学院自考班出来的学生，1994年毕业，恰逢我的腹针研究室成立，她便作为自己的第一位员工加入进来，最初还是个温文尔雅的孩子，但经过一年多的临床实践，得到了很好的锻炼，人也变得成熟起来！

　　一飞抵乌鲁木齐我们便受到了热烈欢迎，在祖国的边陲感受着天山脚下的蓝天白云，少数民族朋友的欢歌笑语。在这个多民族的区域，具有新疆特色的哈密瓜与葡萄把我们带进了甜蜜的氛围。

　　第一次感觉到，不到新疆不知道中国之大，这种大是坐在飞机上都无法用视野去丈量的。即便飞到南疆也都需要近两个小时的航程，以至于至今为止我还没有去过南疆的喀什。那欢快的音乐与轻盈的舞步，把人带进五彩斑斓的地方。不曾想到的是，这次新疆之旅把自己的四年青春奉献给了祖国的边疆，为中医文化向西延伸埋下了伏笔，也为边疆的中医发展献出了自己的一点力量！

　　到达兰州军区乌鲁木齐总医院的时间正是哈密瓜成熟的时候。第一次耳闻望闻香、金皇后等不同的哈密瓜品种，不同的香味与形态深深地刻进了我的脑海，几十年难忘！一切的安排让人就像回到家里一样。李文荣主任安排了科里的人员，带我熟悉周边的环境。医院在市中心附近的友好北路，马路的斜对面便是非常庞大的友好商场，建筑风格与内部的设计都极具民族特色。

　　医院是20世纪50年代由苏联帮助设计建造的，一组俄式风格的低楼层建筑群，屋顶都由铁皮铺设，并用油漆涂色，别有一番风味。医院的西侧是一个公园，公园的对面便是新疆医科大学及其附属医院，新疆中医学院在对面建筑群的北侧。

医院内部的北面由一条宽宽的马路形成了一条隔离带，把医院的医疗区域与生活区隔开。从医院出西门，面对一条马路，向南的路口与友好商场交接，向北则有一条河，成为医院的边界，形成一个封闭式管理的环境。

在李文荣主任的安排下，院首长给予了热情款待，随后我们便进入了紧张的工作中。

上午在门诊治疗、示教，下午和晚上讲课。根据医院领导的安排，理疗科全员进行封闭式培训，没有任何外单位的人员参加，目的是为了做好腹针疗法的技术保密。

几十年后回忆，兰州军区乌鲁木齐总医院领导对针灸技术的价值有非常深刻的认识，保护知识产权的意识很强，所以在比较短的时间内为医院打造了一个特色品牌，影响长达十余年之久！

在那里经常能遇到少数民族的患者，我对于少数民族方言一句也听不懂，只能面带微笑，等候翻译的提示。

脑病成名

再观牛刀割涟漪，疾病恰似被风吹；
多年顽疾神奇变，唯有临床始信垂。

军民鱼水情，部队医院都有着非常好的口碑，就当时新疆的情况，相对而言还是管理比较严格的。大家当时都讲"社会主义在新疆"，地方政府的效率较高，无论是汉族领导还是少数民族的领导，关系都很和谐。

当时理疗科在医院西侧门诊小楼的三层，只在楼下挂号处的旁边立一个告示牌，说明腹针治疗的时间和适应证等信息。几天之后，挂号的人已经达到几十位。学习班结束后，又迎来了大量的患者，最多时达到80多人次，而且是连续的高峰，基本和打仗一样，有时还要抽时间到高干病房会诊。

李文荣主任是内科主任医师，医院德高望众的专家。他安排科里把治疗疾病的许多过程用录像机进行了图像采集，为腹针临床治疗留下了许多珍贵的资料，同时也提高了腹针治疗的可信度。

我在治疗中接触到病程最长的一位脑血管病后遗症患者，患病长达18年，经过治疗后临床症状有显著的改善。另一位医院的教授是双侧脑梗死，四肢瘫痪，只经过两次的治疗，肌力便提高到二级。

医院的高职食堂不仅是所有副主任医师和团级以上领导吃饭的地方，而且也成为传播腹针疗法神奇效果的快速通道，许多其他科室的专家出于好奇来围观，也促进了医院领导层面对腹针疗法的普遍认同。

开展治疗接近一个月，李文荣主任又受院领导的委托与我协商，设想在兰州军区乌鲁木齐总医院联合成立脑病康复中心，我当即表示赞同。条件由医院提出，很快方案确定：成立腹针脑病康复中心，由医院指定三位理论基础较好的高年资医师跟师。我的任务便是负责培养弟子们，让他们开展腹针脑病康复中心的工作，为军区总医院创建一个脑病康复医学领域的品牌，每年指导工作两次，而中心的收入每季度按比例进行结算。看到西医院领导对针灸技术的尊重，我非常感激。一个新的平台在无意之中形成了，二十多年的研究终于获得了承认与回报，腹针疗法开始在祖国的边陲推广开了！

需要说明的是：新疆当年针灸的治疗费是每人次4元，而腹针疗法由于李文荣主任提前协商后给医院打报告，收费标准提高到每人次30元。从技术的价值来看，收费标准提高了，才更能激发出大家掌握新技术的热情，推动技术向临床的快速转移，产生价值的同时促进了学科的发展。

神助天佑

腹针治病里神奇，遇到顽症出问题；
科研临床齐攻进，原来道路不同济。

与兰州军区乌鲁木齐总医院联合成立腹针脑病康复中心，使我真正认识到腹针疗法的价值。在那里只停留了一个月的时间，其中还有近一周的时间在培训，但是接诊患者数百人，所获得的经济效益接近在针灸研究所近半年的收入。作为个人进行针灸技术的合作，以股份制的形式，把腹针疗法的技术作为腹针脑病康复中心的股份，这样的合作方式在西医的三甲医院应该也算首例吧。

大约休整一个月后，我再赴新疆开始了长达三个月的带教工作，目的非常简单，切实提高几位弟子的水平。

第二次飞抵新疆，我很快融入了理疗科的团队。腹针脑病康复中心由理疗科与中医科共同组成。门诊设在理疗科，病房设在中医科。理疗科门诊由刘登娥副主任、邹西兰主管技师和郭万刚主治医师负责主要工作，三人由医院指定做我的弟子，其他人在治疗时也可以采用腹针疗法，但不属于我的弟子范畴。中医科病房安排卓鹰医师负责住院患者的管理，虽然前期卓医师没有接受过培训，但却有许多在病房跟诊的机会。

医院对腹针脑病康复中心的工作非常重视，由主管医疗的石副院长担任中心的主任，由我与李文荣主任、中医科的孙启文主任分别担任副主任，工作在二位主任的协调下很快展开。

我力所能及地进行口传身授，每周三个半天在病房查房进行指导，其余时间都尽量在门诊进行治疗。几乎每天都可以听到弟子们的汇报：主任今天治疗一个什么样的病人，疗效如何如何的好！每次的成功，都推动着大家的学习热情。

记得当年治疗过一位新疆大学教师的母亲，因为一氧化碳中毒引起脑血管病后遗症，意识不清。当时治疗几次之后略有改善，后来交给弟子们照料。第二年五月再去新疆时，那位新疆大学教师带着一位精明强干、面容姣好的中年妇女来拜访我，介绍说那便是她的母亲，那位老师说，当时经过近三个月的治疗，她的母亲竟然完全恢复了健康。还有一位五岁的维吾尔族小女孩，视神经萎缩，几乎失明，也是通过腹针治疗，视力恢复正常。还有小儿脑瘫的患者，经过腹针治疗也取得了很好的疗效。这些成果都对大家学习腹针起到了积极的推动作用。《新疆日报》经常对腹针疗法的神奇疗效进行报道，新疆电视台也进行过采访，使腹针疗法在新疆得到了更广泛的传播，受益人群不断扩大。

后来回忆，当时的教学方法还是存在一定的问题，以为口传身授才是师承教育最好的方式，但忽略了对相关基础知识的培训，而且弟子们在接触腹针时并没有进行最基本的应对简单疾病的训练，直接便开始治疗脑血管病后遗症和其他严重的脑部疾病，也实在是加大了弟子们学习的难度。

再有一点，腹针疗法发明后，所有的学生都是在进行辅助工作，如书写病历、起针等比较简单的操作，为了避免患者的流失，保证治疗的疗效，弟子们直接动手治疗的机会不是太多。

腹针疗法在针刺与治疗时并不是一定要出现酸麻胀痛的针感，与传统针灸的手法有极大的差异，尽管我对于理论进行了完整的教学，但操作的技巧并不是每个人都可以在短时间内模仿到位的。大家都知道穴位与处方，但针刺的准确性很难把握，自然影响到临床水平和疗效。两个多月过去，发现大家的水平并没有太大的提高，欲速则不达，原因还是在于缺乏基本功的训练。

师承初探

针灸治疗手法功，也然理论显神通；
历来腹针成小识，无意进入销误中。

"用惯大铁锤，难使绣花针。"大家对传统针灸技术都掌握得不错，是科室的骨干或当地的名医。但传统针灸取穴粗犷，往往在一个大概的范围之内，带有很大的随意性，腹针则强调"差之毫厘，失之千里"，大家短时间内很难适应。当年刘登娥副主任已经54岁，从事针灸也有几十年的时间，习惯成自然，对于针灸的理解都是建立在传统手法的基础上。大家对腹针提出的先天经络理论也仅仅是认为说得有道理，可以用这种假说来解释经络的形成过程，至于用先天经络来思考与指导临床应用，肯定存在许多疑虑，或者是在用腹针治疗的过程中不自主地继续使用传统针灸的理论来指导临床实践。

大家对腹针最初始的学习热情在于临床的疗效，希望能够尽快掌握一种新的技术，把精力放在取穴与处方上，忽略了理论对临床的指导，以为腹针处方是标准化的，治疗应当是比较容易的。对于简单疾病而言，腹针确实有如此的特点，但随着学习的深入，治疗疾病的种类与难度系数也加大，想要学好用好就不那么简单了。经过几个月的带教，大家普遍感觉到腹针具有"好学难精"的特点。

我开始认真地总结师承教育的规律，发现这种教育与临床和科研是两码事。即使同样是徒弟，但每个人学习的难点不一样，必须进行个性化的调教。如同练武术一样，每个人掌握的动作要领不同，必须对每个人的每个动作都分别进行指导，才能避免失误，使每个人的水平能够真正提高。

三个月过去了，又要离开乌鲁木齐，带着对弟子们的期盼，我返回了山西。很快过元旦了，实然接到祝总骧教授的电话，希望到北京帮忙会诊一位脑血管病后遗症患者。又一个机遇来到我的身边！

再上征途

飘到西来又回东，姐姐纽行苦求真；
再入京城访故友，再开新篇天必容。

经济是基础，下海两年，终于可以没有压力地思考问题，解决我研究中存在的问题，进行缜密的思考。这次是从腹针疗法传承教育的角度来看问题的所在，一种技术的价值在于传播的深度与广度，必须要找到教学的规律，使大家尽快成才。中医要发展，针灸要发展，人才是关键。

孙中山先生讲："先行而后知，行易而知难。"腹针疗法的研究是从临床的探索与实践中而来，在发现腹部新的经络的前提下建立了理论，再通过指导临床得到了验证。那么知识的系统性构建没有问题，而且，操作规范要求思路清晰。那么腹针疗法难以掌握的问题出在哪里？！我百思不得其解，只能继续把所有的问题挂起来，慢慢去琢磨。

返回太原不久，接到祝总骧老先生的电话，他的一位学生患脑血管病后遗症，希望我能够帮助治疗。

祝老是我尊重的一位前辈，20世纪80年代末期曾经用祝老的经络研究方法进行过可重复性研究，在此基础上再深入进行腹部经络的研究，使我受益匪浅，成功地揭开了腹部是立体空间结构的谜题，我对祝老先生始终充满敬意。

祝老不仅是著名的经络学家，而且也是较早倡导经络健身的学者之一。当年他已经开始把经络实验研究的成果用于疾病预防与保健，提出"三一二经络锻炼法"，希望大家通过经络锻炼，人人百岁健康。

祝老的学生郝鸿山先生陪同我前往，我给患者治疗了三次左右，郝鸿山先生看到腹针疗法的疗效很好，对腹针疗法非常感兴趣，希望我能够到北京推广腹针。郝鸿山先生爱人的同学在一家新的老年医院担任副院长，住院患者很少，大多是脑血管病后遗症患者。随同郝鸿山先生去考察时遇到医院的王副院长，听说我曾经和兰州军区乌鲁木齐总医院联合成立过腹针脑病康复中心后非常感兴趣，因为他们医院是从结核病防疫站转型而来，缺乏中医治疗老年病的技术。正好王副院长患肩周炎有几个月了，胳膊痛得举不过头顶，咨询我是否可以治疗一下，我欣然答应，很快施以针刺后请他活动一下肩关节，王副院长发现疼痛竟然已经减轻大半，使他感到非常神奇。在一片融洽的气氛中，大家简单地把合作的条件讨论了一番，商定在医院领导开会确定后，我于春节后到北京开诊。关于腹针治疗费用的问题，商定的标准是每人次30元。

当时王副院长建议我积极推广腹针疗法，到北京来，影响力会大一些，在北京更能够得到学术界的认同，进而可以影响到全国。我与妻子和父母做了一番讨论，最后决定到北京发展。其实这是非常艰难的路，因为北京不是缺医少药的地区，遍地都是知名度极高的针灸名医。

再一次，我迎难而上，此后八年的时间默默走在"打工"路上，慢慢地期待着人们的认同！而郝鸿山先生则成为我在北京的第一位学生，和我共同经历了那一段艰难的岁月！

后记

年近古稀，希望用三年的时间，完成对自己针灸人生五十年的回忆。作为针灸人生的第一部口述史回忆录《砥砺腹针行》，记录到1995年年末，希望使大家大体了解五十多年前，山西省针灸界乃至全国针灸界发生的、与作者有所关联的些许历史人物与事件，通过这些人物与事件，多少可以窥见针灸学科发展的一个侧影。

在那个曾经的特殊历史时期，在很长一段时间里，针灸的学术研究基本处于停顿状态。还原那段历史，我觉得对大家进行针灸学术的研究还是非常重要的。

中国共产党提出"实事求是"的伟大思想路线，便是为了纠正过去存在于各行各业的虚假与浮夸。对于医学，任何的作伪都会为人们所不齿，因为，这关乎每个医学工作者的良知。

作为过来人，应当客观地对近代针灸史进行回顾，而不是根据后来者的猜测，编造出一些神仙故事继续传唱。

《砥砺腹针行》记录的一段历史尽管年代久远，但笔者总是设法通过电话或其他的方式，想尽办法进行核实，引用大量的历史资料，以尽量保持事件的真实性。

薄智云

庚子年仲冬